合理膳食指导

特殊人群应该怎么吃

合理膳食指导
带你迈向健康饮食新时代

U0121099

主 编
／
赵杜涓
李毅萍

河南科学技术出版社
· 郑州 ·

图书在版编目（CIP）数据

合理膳食指导 / 赵杜涓，李毅萍主编 . —郑州：河南科学技术出版社，2023.12
ISBN 978-7-5725-1404-3

Ⅰ.①合…　Ⅱ.①赵…②李…　Ⅲ.①膳食营养 – 合理营养　Ⅳ.① R15

中国国家版本馆 CIP 数据核字（2023）第 241170 号

出版发行：河南科学技术出版社
　　　　地址：郑州市郑东新区祥盛街 27 号　邮编：450016
　　　　电话：（0371）65788629　65788613
　　　　网址：www.hnstp.cn
策划编辑：邓　为　张　晓
责任编辑：邓　为　张　晓
责任校对：耿宝文
整体设计：李小健
责任印制：徐海东
印　　刷：河南美图印刷有限公司
经　　销：全国新华书店
开　　本：787mm×1 092mm　1/16　印张：33　字数：610 千字
版　　次：2023 年 12 月第 1 版　2023 年 12 月第 1 次印刷
总 定 价：138.00 元

如发现印、装质量问题，影响阅读，请与出版社联系并调换。

本书编审委员会

主　任：侯　红　黄红霞

副主任：周　勇

委　员：赵圣先　赵杜涓　李毅萍　代国涛　刘云兵
　　　　郑　宏

审　稿（排名不分先后）：
　　　　韩超央　闫红敏　高翠霞　胡　斌　段　飞
　　　　吕沛宛　乔　敏　李　强　牛　虹　弓卫红
　　　　文晓欢　李亚维

摄　影：于昆鹏　朱忱飞

本书编委会

主　编：赵杜涓　李毅萍

副主编：郑　宏　孟　革　于昆鹏

编　委（排名不分先后）：

"民以食为天"，人人都知道要"吃好喝好"。但是，不同的人群有着不同的生理、病理特点，对膳食营养的需求也不同。

有些人简单地认为，合理膳食就是要营养丰富，多吃点"好的"；有些人特别勤俭节约，平时省吃俭用，认为一日三餐只要填饱肚子就可以了；有些人"善于"学习，不管自己什么体质，看见别人吃啥自己就吃啥；还有些人胆子大，不遵医嘱，自己想吃啥就吃啥。

其实，不合理膳食的结果，就是营养不足、营养过剩或者营养失衡，这些情况都是对身体健康不利的。对一般人来讲，会影响身体健康；对孕妇及哺乳期妇女来讲，不仅会影响自身健康，而且会影响孩子的生长发育；对亚健康人群来讲，可能会使健康状况进一步变差；对慢性病人群来讲，可能会影响疾病的治疗和康复。

总体来讲，每一类特殊人群，对膳食营养都有着特殊的要求，需要科学的、权威的、专业的、精细化的、个体化的膳食营养指导。做到合理膳食，才能更好地维护自身的健康。

本册书以中国营养学会组织编写的《中国居民膳食指南（2022）》为指导纲领，针对孕妇及哺乳期妇女、亚健康人群、常见病人群、爱美人群、更年期人群等特殊人群的膳食营养需求编写而成，希望此书能给广大读者带来科学、合理、实用的膳食营养指导和建议。

本套书共分为《关键问题100问》《孩子应该怎么吃》《老年人应该怎么吃》《特殊人群应该怎么吃》四个分册。需要说明的是，我们选取的素材，范围较广、来源渠道多，囿于时间及水平，可能不够严谨、不够精准、不够全面，恳请读者朋友们不吝指正，以便我们再版时修订。

本套书的编撰，得到了方方面面的支持和帮助，选用了东济堂、本草食库药膳馆、姜龄集·岐黄饮药膳坊、君仁堂、湖畔梦杭帮菜的部分图片，在此一并致谢！

编委会

2023 年 11 月

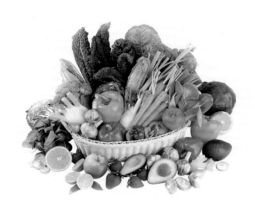

第一章

孕妇及哺乳期妇女
怎么吃

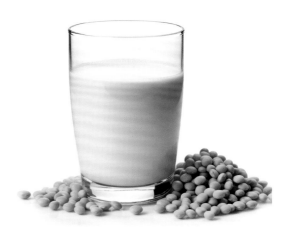

第一节　营养不良易致不孕
——备孕期怎么吃？

一、你见过吗？

门诊上来了一对年轻的夫妻。女人身材高挑，一米七左右的身高，目测只有 50 千克；男人身材中等，进门诊前才匆匆将香烟丢掉。开始我以为他们是因为孕早期孕吐严重来进行营养咨询的，因为女人的焦虑都写在了脸上。

通过询问，我发现女人并没有怀孕，而是努力备孕近 3 年了，肚子却依然没有任何动静。由于双方都是独生子女，婆婆特意提前退休来照顾他们的起居，盼着他们能早点怀上宝宝。男人因为工作每月都要出差，但大都会在女人排卵期赶回来，生怕错失每一次受孕机会。备孕近 3 年未成，一度让他们失去了信心，他们也曾考虑过是不是双方的身体有问题，导致无法受孕。

听完女人的倾诉后，我建议他们先去检查有没有什么生理、病理的原因。他们无奈地说大小医院跑了三四个了，都说没问题。老人也去各地寻来了各种大补、助孕的偏方，依然没有丝毫效果，所以才想到来营养科咨询一下，看有没有更好的能够促进怀孕的食物或方法。

看着他们拿过来的化验单，确实没有病理上的问题，女人贫血，血红蛋白相对低，有点营养不良。我耐心宽慰她："确定了没有实质的问题，接下来就要开始调理身体，从营养学角度来说，把营养不良改善之后，也许自然就受孕了呢。"也告诉他们不要过于焦虑，身边同事们也有三五年没有受孕的，经过调理，他们后来都拥有了健康的宝宝。

经过一番劝说，女人终于有了信心，坚定地说："大夫，你说让我怎么吃，我就怎么吃。"我问了一句："叶酸还吃着吗？"她说："吃了也怀不上，已经停了一年多了。"我还了解到她平时几乎不进行户外活动，生怕参加户外活动给晒黑了，所以休息时间都在家里待着；而且由于怕胖，她从大学开始就一直不吃肉，每餐都是一点主食加低热量的蔬菜；同时由于乳糖不耐受，平时也不怎么喝牛奶。

二、原来如此

备孕期是指从准备怀孕到正常受孕这一阶段。备孕期的营养状况直接关系到女性能否顺利受孕，以及所孕育新生命的质量，对女性自身及下一代的健康也会产生重要影响。女性营养不良，例如消瘦、低蛋白、贫血等，都可能导致受孕困难，因此要足够重视备孕期营养。

备孕期女性除了应接受健康体检外，还应关注备孕期膳食指南，保证均衡的营养摄入，为孕育健康聪明的宝宝做准备。女性在备孕期，可能经常听到身边亲朋好友的提醒，如什么不能吃、什么要多吃，有的女性还会因为吃了某些"不能吃"的食物而有强烈的罪恶感。其实，这些建议大部分都是有待考证的。

《中国居民膳食指南（2022）》指出，备孕期的膳食指南在一般人群膳食指南基础上特别补充以下三条。

（一）调整体重在适宜水平

孕前体形过瘦和过胖都会影响到宝宝的健康。大量研究表明：孕前的体重与新生儿出生体重、婴儿死亡率以及孕期并发症等不良妊娠结局有着密切的关系。所以备孕期的女性应尽量通过平衡膳食和适量运动来调整体重，使体重指数（BMI）［体重（kg）/身高（m）^{2}］控制在 18.5~23.9 千克 / 米 ^{2}。

超重（24 千克 / 米 ^{2} ≤ BMI<28 千克 / 米 ^{2}）或肥胖（BMI ≥ 28 千克 / 米 ^{2}）的备孕女性，可能会存在多项生理指标异常，比如血糖、血压和血脂偏高等。为了促进受孕，避免在孕期出现流产、妊娠高血压、妊娠糖尿病、先兆子痫等不良并发症，建议超重或肥胖的备孕女性先调整好饮食、生活习惯等，科学减重，改善胰岛素敏感性，控制好血压、血脂，把身体调整至健康状态。

对于低体重（BMI < 18.5 千克 / 米 ^{2}）的备孕女性，身体消瘦意味着脂肪率过低，肌肉量过少，可能存在营养不良、体能较差、消化吸收功能低下等问题。

俗话说"母壮子肥，其胎康健"，只有健康强健、阳光活力的母亲才最有可能生育优质的婴儿。所以，消瘦的备孕女性应尽量在孕前调整到正常体重。日常生活中，可通过适当增加食物摄取量和规律运动来增加体重。每天可有 1~2 次的加餐，比如牛奶 100~200 毫升，坚果 10~20 克，鸡蛋 1 个，稳步增加蛋白质和其他能量摄入。平时多吃优质蛋白食物，平衡膳食，注意补充多种维生素以及矿物质如钙、铁、锌等。

（二）科学补充叶酸

说到备孕，很多女性首先想到的是补充叶酸。叶酸在整个孕期发挥着重要的作用，它不仅是人体细胞生长分裂增殖过程中不可缺少的物质，也是胚胎维持正常神经管发育的关键成分。叶酸可以有效地预防胎儿先天性神经管发育畸形和巨幼细胞贫血。还有研究提示，孕前开始补充叶酸可能对预防其他类型的畸形也有益处，比如唇腭裂、尿道裂、脑积水、唐氏综合征等。需要注意的是，不只是女性要补充叶酸，丈夫最好也适当补充叶酸。研究数据显示，男性体内的叶酸水平与精子质量有明显相关性，摄入叶酸水平高的男性，精子异常的发生概率会明显降低。

《中国居民膳食指南（2022）》推荐，从备孕期开始到整个孕期，备孕女性应每日补充 400 微克的叶酸，最好能持续到哺乳期。对曾经有神经管缺陷生育史的夫妇以及自身患有神经管缺陷疾病的夫妇来说，建议每日补充叶酸的量增加到 5 毫克。

（三）保证充足的碘

碘被称为"智慧元素"，孕期保证充足的碘摄入是很多备孕女性容易忽视的问题。妊娠前及妊娠期保证足量碘摄入对维持甲状腺功能十分重要。妊娠期胎儿的碘完全依赖于母体提供，孕妇妊娠期间缺碘会影响胎儿的发育，同时也可能导致死胎、流产、先天畸形等情况的发生。如果孕妇缺碘未能及时发现和有效补充，将影响胎儿和新生儿的发育，造成神经、智力发育障碍等不可逆转的损害。妊娠早期，早孕反应可能使碘摄入减少，同时孕吐也会增加碘的丢失。而孕晚期，因为母体血容量的增加，碘浓度被稀释，肾脏碘清除率提高，碘随尿液排出增多。《中国居民膳食指南（2022）》指出，每天摄入 5 克碘盐可以补充约 120 微克的碘，正好是备孕女性的参考摄入量。而女性一旦备孕成功，碘元素摄入量则需要增加近一倍，即中国营养学会推荐的摄入量 230 微克 / 日。所以，孕妇单靠平时的饮食已经不能满足对碘的需要量，需要在摄入碘盐的基础上每周摄入 1~2 次富含碘的海产品，例如海带、紫菜、贻贝（淡菜）等。

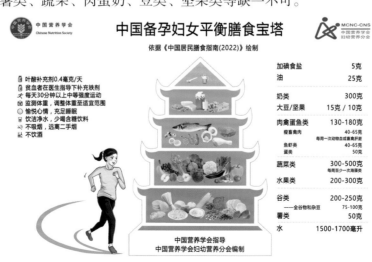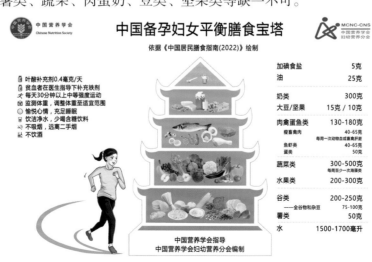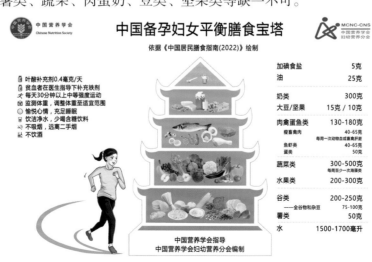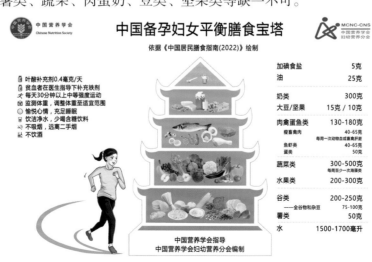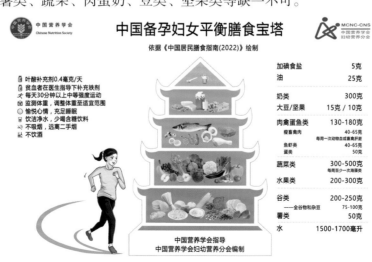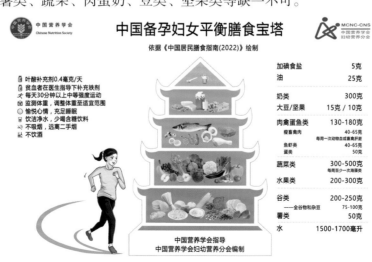

三、吃出健康

（一）如何科学补充叶酸

很多女性认为"是药三分毒"，害怕叶酸片会对腹中胎儿造成影响，所以她们千方百计想用食疗的方法替代叶酸片。但是，孕期补充叶酸仅仅依靠饮食是远远不够的。常见的富含叶酸的食物有动物肝脏、蛋类、豆类、绿叶蔬菜、水果及坚果等，虽然这些食物很容易获取，但是天然食物中存在的叶酸是四氢叶酸的各种衍生物，烹调加工或遇热易分解，生物利用率较低。而且我们的饮食通常会受季节、生活习惯的改变而发生变化，很难保证每日均能充足地摄入叶酸。叶酸补充剂是合成的氧化型单谷氨酸叶酸，稳定性好，生物利用率高，吸收率约为天然食物的 1.5 倍，因此备孕期应首选叶酸补充剂来补充叶酸。

（二）不要过分依靠偏方受孕

电视剧《暖春》中有这样一个场景：小花听说吃蚂蚱能让婶娘生小弟弟，就天天放学跑到深山里抓蚂蚱，整整抓了十来瓶。之前也有娱乐节目爆料，有女明星为了受孕而采用偏方：生吞青蛙，吃蜘蛛、炸蝎子等。偏方之所以是偏方，就是因为它的可重复性低，可能仅仅适用于部分人群而对其他人群没有效果。所以为了顺利受孕，备孕期女性一定要保持头脑清醒，不能过分依赖偏方。对于受孕困难者，及时到正规医院检查才是最明智的选择，同时保证蛋白质、维生素、矿物质等营养的均衡摄入，谷薯类、蔬果、肉蛋奶、豆类、坚果类等缺一不可。

中国营养学会 Chinese Nutrition Society

中国备孕妇女平衡膳食宝塔

依据《中国居民膳食指南(2022)》绘制

MCNC-CNS 中国营养学会 妇幼营养分会

加碘食盐	5克
油	25克
奶类	300克
大豆/坚果	15克 / 10克
肉禽蛋鱼类	130-180克
瘦畜禽类	40-65克
	每周一次动物血或畜禽肝脏
鱼虾类	40-65克
蛋类	50克
蔬菜类	300-500克
	每周至少一次海藻类
水果类	200-300克
谷类	200-250克
全谷物和杂豆	75-100克
薯类	50克
水	1500-1700毫升

叶酸补充剂0.4毫克/天
贫血者在医生指导下补充铁剂
每天30分钟以上中等强度运动
监测体重，调整体重至适宜范围
愉悦心情，充足睡眠
饮洁净水，少喝含糖饮料
不吸烟，远离二手烟
不饮酒

中国营养学会指导
中国营养学会妇幼营养分会编制

（三）备孕期各种食物的推荐摄入量

根据中国营养学会妇幼营养分会推荐的备孕期的食物摄入——

1. 谷薯类 谷类，推荐每日摄入量为 200~250 克（其中全谷物和杂豆类 75~100 克）；薯类，推荐每日摄入量为 50 克。

谷薯类属于糖类，是身体主要的能量来源，具有维持心脏正常活动、节省蛋白质、维持脑细胞正常功能等作用。如果糖类缺乏，会导致全身无力、疲乏、头晕、心悸、脑功能障碍、低血糖昏迷等。

2. 蔬果类 蔬菜，推荐每日摄入量为 300~500 克（每周至少摄入 1 次海藻类蔬菜，以保证碘的摄入量）；水果，推荐每日摄入量为 200~300 克。

充足的蔬菜和水果是人体维生素和矿物质的必要来源，但是随着生活水平的逐步改善，超重、肥胖的人群越来越多，妊娠高血压、妊娠糖尿病等疾病的发病风险也越来越高。因此，推荐备孕期女性应避免摄入过多的水果，尤其是糖分含量高的水果，从而避免高血糖。

3. 肉禽蛋鱼类 推荐每日摄入量为 130~180 克（其中，瘦畜禽肉 40~65 克，鱼虾类 40~65 克，蛋类 50 克）；每周摄入 1 次动物血或畜禽肝脏，保障铁的摄入量。

肉禽蛋鱼类是人体优质蛋白的主要来源。蛋白质是生命的物质基础，是机体细胞的主要组成部分，人体的每个组织、所有的代谢反应都需要蛋白质的参与。备孕期如果缺乏蛋白质，很容易出现受孕困难。已经怀孕的女性，如果蛋白质摄入不足，则容易发生流产，还可能影响胎儿脑细胞的发育，对胎儿智力和健康造成不良后果。

4. 奶类、豆类、坚果 奶类，推荐每日摄入量为 300 克；豆类，推荐每日摄入量为 15 克；坚果，推荐每日摄入量为 10 克。奶类和豆类是人体膳食钙和蛋白质的重要来源，还富含丰富的维生素和矿物质等；坚果富含多不饱和脂肪酸及丰富的钾、钙、锌等矿物质，对保持心脏健康有重要作用。

备孕期食谱推荐

餐次	食谱1	原料	数量/克	食谱2	原料	数量/克
早餐	酸奶	酸奶	150	牛奶麦片	牛奶	250
	鲜玉米	鲜玉米	200		麦片	30
	煎鸡蛋	鸡蛋	60	煮鹌鹑蛋	鹌鹑蛋	60

餐次	食谱1	原料	数量/克	食谱2	原料	数量/克
加餐	水果	橙子	100	水果	香蕉	150
午餐	杂粮饭	大米	50	肉丝面	挂面	100
		小米	50		瘦猪肉	50
	香菜甜椒炒猪肝	猪肝	20		青菜	50
		香菜	10	蛋花汤	紫菜	2
		甜椒	60		鸡蛋	10
	豌豆焖肉末	鲜豌豆	100		番茄	25
		猪瘦肉	20		虾皮	1
	苋菜汤	绿苋菜	200		花生油	10
加餐	坚果	核桃仁	10	坚果	开心果	10
晚餐	杂粮饭	大米	50	杂粮饭	小米	50
		荞麦	30		紫米	25
	土豆焖黄鱼	土豆	100	花菜炒牛肉	花菜	120
		小黄鱼	100		牛肉	35
	蒜蓉炒生菜	生菜	200	娃娃菜炒豆皮	娃娃菜	120
		蒜蓉	10		豆皮	50
加餐	水果	冬枣	100	水果	苹果	100

第二节　合理膳食缓解孕吐
——孕早期怎么吃？

一、你见过吗？

又过了半年多，之前来咨询过如何受孕的那对年轻夫妻又过来了。他们乍一进门，我险些没认出来。只见女人虽然还是很瘦，但是脸上明显没有了上次的苍白，男人走进来的时候身上也没了香烟味，全程都在关注着女人的一举一动。

经过人体成分分析，女人这半年多体重变化不明显，但是体内肌肉量和细胞水分明显得到了改善，看上去十分健康。这次他们是带着好消息来的，女人兴奋地说："我终于怀孕了，孕 5 周左右就发现了。当时担心胚胎不稳，所以我谁都没敢说，现在已经孕 9 周啦！"由于孕吐明显，女人好不容易增上去的体重又在一周内迅速掉下来了。女人以前的工作需要对着电脑，为了避免辐射，现在工作也辞了，全身心在家养胎。由于孕吐迟迟没有改善，所以她过来咨询怎么吃能缓解孕吐并对胎儿比较有利。

在谈话期间，她时不时要缓一下才能继续说话，既有怀孕的喜悦，也有孕吐的难受。我知道这是每个准妈妈都要经历的过程，或轻或重。孕吐一般在怀孕头 3 个月出现，绝大多数在孕 12 周后可自行缓解，但是部分孕妇可能会持续更长时间。

这时男人突然说："大夫，您再给她指导指导怎么吃吧！她现在光想吃那些垃圾食品。她以前都不喜欢吃甜食，现在一到蛋糕房门口就走不动，而且还特别想喝可乐等饮料。我知道孕妇是不能吃这些东西的，可是给她买的新鲜的鱼、虾、酸奶、坚果她都吃不下去，这该怎么办呢？"

二、原来如此

由于受孕激素分泌增加等的影响，孕妇在孕早期消化系统功能会发生一系列变化。孕激素使孕妇的平滑肌张力降低，肌肉松弛，蠕动减慢，导致她们的胃肠道活动减弱，消化液分泌减少，胃排空及食物在肠道中停留的时间延长，容易出现上腹部饱胀感、消化不良及便秘；同时，胃贲门括约肌松弛，胃内酸性内容物可逆流至食管下部产生"烧灼感"，引起反胃、呕吐等早孕反应。

孕妇常在清晨起床后或饭后发生恶心、呕吐、食欲不振等早孕反应，这些症状多于孕 4~9 周时最为严重，绝大多数在孕 12 周后可自行缓解。部分孕妇会出现妊娠剧吐，表现为严重而持续的恶心、呕吐，甚至发生脱水、酮症、酸中毒等，这种情况需要住院治疗。有恶心、呕吐症状的孕妇，通常只有 0.3% ~ 1.0% 会发展为妊娠剧吐。

早孕反应是孕期正常的生理现象，反应不明显的孕妇可以继续保持孕前的膳食习惯；孕吐较明显或食欲不佳的孕妇则不必过分强调平衡膳食和规律进餐，可以根据个人的饮食喜好和口味选用清淡适口、容易消化的食物。

《中国居民膳食指南（2022）》指出，孕早期的膳食指南在一般人群膳食指南基础上特别强调了以下几条：常吃富铁食物和加碘盐，合理补充叶酸和维生素 D；孕吐严重者可少量多餐，保证碳水化合物的足量摄入；孕期适宜增重。

三、吃出健康

（一）如何应对妊娠反应

1. 对于孕早期轻度的妊娠反应，为减少孕吐、增加进食量，孕妇可尝试以下饮食方案：

（1）选择含水分少的谷类制品，如烤馒头、烤面包、饼干或稠粥等。可以尝试晨起或睡觉前进食。在制作食物时，可以用碱面来替代酵母粉发酵，适当多加碱面以中和胃酸。

（2）避免摄入煎炸和油腻的食物以及其他会引起反胃、恶心的食物。

（3）少食多餐，避开妊娠反应对摄入食物的影响。不吐时，根据自己喜好尽可能多地摄入食物。

（4）适当补充维生素 B_1、维生素 B_2、维生素 B_6 和维生素 C 等。根据个人口味，少量多次食用新鲜水果、酸奶等。

2. 可以缓解孕吐的食物：

（1）苏打饼干。怀孕后，孕妇体内激素变化会导致胃酸增多，而碱性的苏打饼干能够中和胃酸，从而缓解孕吐。孕妇可以在空腹时吃点苏打饼干中和胃酸，缓解饥饿的同时还不会增加胃部负担。

（2）柠檬。柠檬含有大量的维生素 C，孕妇可以用鲜柠檬切片泡水喝，有健脾助消化的功效。也可以在感到恶心时闻一闻鲜柠檬片的味道，这对缓解孕吐有奇效。但是胃酸过多或患有胃溃疡的孕妇要谨慎食用柠檬。

（3）小米粥。小米粥有健脾胃、补气血的功效，且作为流质食物容易被消化吸收。孕妇在孕吐不适时可以喝一碗小米粥，既能安神养胃，又能促进睡眠。

（4）花菜。花菜中含有大量的维生素 C，不仅能补充营养，还有开胃消食、减轻妊娠反应的功效。

（5）生姜。中医认为生姜能够暖胃止呕，因此孕妇可以将生姜切片用开水冲泡服用，还可以适当加入蜂蜜调节味道。

有严重的持续性呕吐（如妊娠剧吐），或出现嗜睡、意识模糊、谵语甚至昏迷不能进食的孕妇，应及时到医院进行静脉补液以纠正电解质紊乱，同时进行补充维生素、止吐和激素治疗。患者症状好转或电解质紊乱被纠正后，应尽早给予营养支持治疗，同时要尽量避免接触容易诱发呕吐的食物或气味，避免早晨空腹。鼓励孕妇少量多餐，两餐之间可进食清淡少油及高蛋白的食物。

（二）怎样补铁效果好

（1）对于孕妇来说，及时有效补铁至关重要，即便暂时还没有达到贫血标准，也应该预防性补铁。中国营养学会建议，孕早期、中期每天补充 24 毫克铁，孕晚期要达到 29 毫克。含铁丰富的食物主要有动物内脏、肉、红血、黑木耳、黑芝麻、紫菜、豆类、绿叶蔬菜等。如果孕妇通过食补不能纠正贫血状况，或者已经处于中度和重度缺铁状态，就需要在医生的指导下合理补充硫酸亚铁、琥珀酸亚铁、葡萄糖酸亚铁等外源性铁剂了。在补铁的同时，孕妇还要多吃含维生素 C 丰富的食物以促进铁的吸收。另外，孕妇在服用外源性补铁剂期间，要注意避免某些食物之间的相互作用。例如，咖啡、茶、豆浆等不可以和外源性补铁剂一同服用；磷酸盐、草酸盐、钙剂等会抑制铁的吸收，所以最好不要一起服用。

常见的含铁丰富的动物性食物及植物性食物

动物性食物	每100克食物中含铁量/毫克	植物性食物	每100克食物中含铁量/毫克
猪肝	22.6	黑木耳（干）	97.4
海参	13.2	紫菜（干）	54.9
虾米	11	芝麻酱	50.3
猪血	8.7	口蘑（白蘑）	19.4
牛肉	4.4	扁豆	19.2
羊肉	3.9	豆腐皮	13.9
猪肉	1.6	小米	5.1

（2）有些患者在补铁方面存在认知误区，常见的认知误区有：①铁锅补铁。此"铁"非彼"铁"，铁锅表面的铁锈主要成分为氧化铁，属于三价铁，也叫非血红素铁，人体对其吸收效率很低，只有属于二价的铁元素才能顺利地被人体吸收，因此不推荐靠铁锅来补铁。②吃菠菜。每100克菠菜中的铁含量约为2.7毫克，这在蔬菜中算是铁含量比较高的。然而，菠菜含的是非血红素铁，而且人体对于蔬菜中铁的吸收会受到膳食纤维、植酸、鞣酸等的影响，吸收率大打折扣。所以，想通过吃菠菜等蔬菜来补铁，恐怕效果甚微。③吃红枣补铁。红枣本身的功效益气大于补血，更需要注意的是，长期服用红枣容易导致胀气、糖分摄入过多而导致肥胖及妊娠糖尿病等疾病。④排斥铁补充剂。部分患者认为食补虽然效果慢，但是安全无害，铁补充剂怕会对胎儿产生不利影响，而拒绝补充。对于食补效果不佳或者中重度贫血患者，为预防妊娠过程中因为贫血出现胎儿生长受限、早产、新生儿缺血缺氧性脑病及孕妇自身因贫血引起的乏力、心悸、头晕、呼吸困难等不适，建议遵医嘱服用铁剂，孕期铁剂的补充是相对安全的，同时也可定期检查血常规，及时调整铁剂服用量。

（三）少喝浓茶、咖啡等刺激性饮品

咖啡因是一种兴奋剂和利尿剂，可以通过胎盘提升孕妇和胎儿体内的儿茶酚胺水平，在胎儿血中存留的时间比在母体中还长。不仅咖啡，浓茶和一些巧克力中也含有咖啡因。

高剂量的咖啡因可能增加流产危险。咖啡因不会减少胎盘血流量或胎儿携氧量，所以适度的咖啡因摄入（每天少于200毫克）可能不会导致流产或早产，但是高剂量的咖啡因可能会对胎儿造成不良影响。有研究发现，每天摄入200毫克以上咖啡因的孕妇流产率是不摄入咖啡因的孕妇的2倍。所以孕妇应该限制咖啡因摄入量每天低于200毫克，相当于一杯不超过350毫升的普通咖啡。

咖啡因会导致孕妇的血压升高和心率加快，也会增加孕妇排尿的频率，导致孕妇体内水分减少或脱水。孕晚期，咖啡因让胎儿处于兴奋状态，影响孕妇和胎儿的睡眠模式。虽然咖啡因摄入量与胎儿生长受限的关系仍不明确，但是美国儿科协会仍然建议在孕期和哺乳期都尽量避免摄入过多咖啡因。

浓茶中除含有咖啡因外，还含有大量鞣酸，它会妨碍肠黏膜对营养元素的吸收，大大降低膳食中铁的吸收率，导致贫血的发生。

孕早期食谱推荐

餐次	食谱1	原料	数量/克	食谱2	原料	数量/克
早餐	牛奶	牛奶	250	煮玉米1根	玉米	200
	烤馒头片	面粉	50	煮鸡蛋	鸡蛋	60
	肉松	肉松	10	豆浆1杯	大豆	25
加餐	坚果	核桃仁	15	水果	苹果	200
午餐	杂粮米饭	大米	50	杂粮米饭	大米	50
		紫米	50		小米	50
	芹菜豆干炒牛肉	芹菜茎	100	洋葱炒猪肝	洋葱	150
		豆干	30		猪肝	50
		牛肉	50	桃仁芹菜	核桃	15
	海米烧油菜	海米	10		芹菜茎	100
		油菜	200	番茄豆腐汤	番茄	50
	紫菜蛋花汤	紫菜	2		豆腐	25
		鸡蛋	50			
加餐	水果	橙子	200	牛奶	牛奶	250

续表

餐次	食谱1	原料	数量/克	食谱2	原料	数量/克
晚餐	花卷1个	面粉	50	鸡丝荞麦面	鸡丝	25
	小米粥1碗	小米	25		荞麦挂面	75
	白灼虾	大虾	100	清蒸鲳鱼	鲳鱼	80
	凉拌黄瓜	黄瓜	150	香菇豆角	香菇	20
					豆角	100
加餐	酸奶	酸奶	100	蒸南瓜	南瓜	50

第三节　营养过剩也是麻烦
——孕中、晚期怎么吃？

一、你见过吗？

小红是一名办公室文员，由于工作性质的原因，她每天都需要对着电脑整理资料。婚后没多久，小红就惊喜地发现自己怀孕了。孕早期时，小红总是反胃、想吐，而且整天犯困。经过漫长的 3 个月，小红的妊娠反应终于减轻了不少，整个人的精神状态也好多了，工作也逐步进入正轨。

为了弥补孕早期缺失的营养，小红决定在孕中期大吃大补。婆婆也很支持，贴心地为小红准备了燕窝、海参等滋补品，还给小红买了五花八门的保健品和营养品。就这样补了几个月，小红成功地做到了"连走路都觉得困难"。不仅如此，便秘、血糖偏高也都在这个时候找上了门，孕检医生让小红严格控制糖分的摄入。

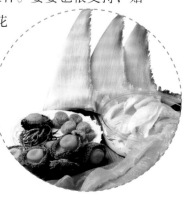

为了控制体重和血糖，小红在孕晚期主动减少了主食的摄入，并且以粗粮代替细粮，还很少吃肉。有时候太饿了，

她忍不住就吃点零食。时间一长，小红出现了乏力、易疲劳、眩晕、面色苍白的症状，但小红仍不以为意，认为这是妊娠期的正常反应。此外，小红工作时需要长时间坐着，由于胎儿对子宫和下半身的压迫，小红经常感觉到小腿酸痛、水肿。

二、原来如此

孕 4 ~ 6 月的孕中期是整个孕期当中最舒服的阶段，准妈妈在这个阶段的食欲迅速恢复，食量也有所提升，同时身体还不太沉重。正因如此，许多准妈妈开始放松，在饮食上没有加以控制，大吃大补，简单地认为要多吃才有充足的营养供给胎儿发育所需，有些准妈妈甚至还补充一些保健品。

其实，她们都忽略了营养过剩及营养不均衡对人体的影响。准妈妈如果在孕中期过度进补，那么极易引起孕期体重过度增长，不仅增加患妊娠糖尿病和妊娠高血压的风险，还加大出现难产和巨大儿的风险。那么，如何才能够减缓孕期体重的增长速度呢？其实无非两个方式：管住嘴，迈开腿。

"管住嘴"，即控制孕期的膳食能量，一方面是提高食物的营养素密度，另一方面是降低餐后的血糖反应。

由于母体在孕期要供应母子双方的营养需求，所以母体对营养素的需要量明显上升。要想降低膳食的能量，就需要提高食物的营养素密度。也就是说，单位能量的食物所提供的有用营养素必须增加，即"提高质量，控制数量"。那些能量高而营养素含量低的食物，也就是我们通常所说的"垃圾食品"，要尽量远离。孕妇在孕期应当尽量少吃各种营养价值低的高度加工食品，比如甜饮料、油炸食品、膨化食品、糖果等。

"迈开腿"，就是多做运动。在孕中、晚期，由于胎儿的不断增大，母体较为沉重。孕妇如果久躺、久坐，日常锻炼较少，血液循环差，很容易出现水肿、静脉曲张之类的问题。适量的运动不仅有利于舒缓情绪，增强心肺功能，改善血液循环，还能促进胃肠蠕动，减轻孕后期便秘的问题。

《中国居民膳食指南（2022）》建议，孕中、晚期的孕妇每天应进行 30 分钟中等强度的运动，运动强度以运动后心率达到最大心率的 50% ~ 70%，或主观感觉稍疲劳但休息 10 分钟可以恢复为宜。孕妇合理运动对控制体重增长、改善胰岛素分泌、减轻背痛、预防静脉曲张等方面都有很好的作用。

三、吃出健康

孕妇在怀孕期间摄入的营养是"一个人吃，两个人吸收"，胎儿需要的全部营养都是通过母体传输的。这个时期，营养的摄入不仅关系到胎儿的发育，还会影响其今后的健康成长。

在物质极大丰富的今天，孕期"会吃"变得格外重要。那么孕中、晚期应该如何制定科学好用、营养均衡的食谱呢？"三定"原则教给你：定热量、定重量、定含量。

1. 定热量 从孕中期开始，胎儿发育逐渐加速，营养需要相应增加。为了增加营养摄入，孕妇在孕 4 ~ 6 个月时需要增加食物摄入量。但是孕期的能量摄入是有讲究的，能量摄入不足会导致营养不良、低出生体重等不良妊娠结局，而过多的能量摄入容易导致能量积累，会诱发肥胖及其他妊娠疾病。

根据《中国居民膳食指南（2022）》推荐，孕妇在孕中期应比普通成年女子每天多摄入 300 千卡（千卡非国际通用单位，1 千卡 ≈ 4.19 千焦，因本书为科普图书，为符合人们的日常习惯，本书仍用签卡）热量。这 300 千卡能量，相当于 200 毫升纯牛奶加一个鸡蛋的热量。到了孕晚期，孕妇应在孕中期能量摄入的基础上每天再增加 150 千卡，相当于再加一个苹果的热量。不同孕妇的年龄、身高、体重、体力活动不同，能量需求也会有所差别，大多数孕妇在妊娠中、晚期的能量需求为每天 2100 ~ 2250 千卡。

2. 定重量 可以根据孕妇所需的能量，按食谱编制的方法计算每日食物摄入量。孕妇的食谱应尽量多样化，主食包括谷类、薯类和杂豆类，肉类包括畜禽类和水产类。每天应有 12 种以上食物，每周应有 25 种以上食物。

根据《中国居民膳食指南（2022）》，孕中期开始，孕妇应在一般人群平衡膳食的基础上适量增加奶、每天鱼、禽、蛋和瘦肉的摄入，孕中、晚期，每天的饮奶量应增至 500 克；孕中期，每天鱼、畜禽及蛋类合计摄入量应增至 150 ~ 200 克，孕晚期增至 175 ~ 225 克。同等重量的鱼类与畜禽类相比，提供的优质蛋白质含量相差无几，但鱼类所含脂肪和能量明显少于畜禽类。因此，当孕妇体重增长较多时，可多食用鱼类而少食用畜禽类。食用畜禽类时，尽量剔除皮和肥肉。畜肉可优先选择脂肪含量较少的牛肉。此外，鱼类，尤其是深海鱼类如三文鱼、鲱鱼、凤尾鱼等，还含有较多 ω-3 多不饱和脂肪酸。其中的二十二碳六烯酸（DHA）对胎儿脑和视网膜功能发育有益，最好每周食用 2 ~ 3 次。如果大豆和坚果摄入量达不到推荐量，则需要适量增加动物性食物，为母乳喂养做好充分准备。

3. 定含量 在孕中期后段，胎儿的营养需求量进一步增加，对蛋白质、铁、碘、叶酸、维生素 D 等营养素的需求也进一步加大。根据《中国居民膳食指南（2022）》，孕中、晚期孕妇的每日蛋白质摄入量应在孕前摄入量的基础上分别增加 15 克、20克，相当于 1 个鸡蛋和 250 毫升牛奶，再加 20 克大米。此时铁的推荐摄入量为每天 24 毫克和 29 毫克，所以孕期应常吃含铁丰富的食物，如动物血、肝脏及红肉。每天摄入 20 ~ 50 克瘦肉，可提供铁 1 ~ 2.5 毫克；每周摄入 1 ~ 2 次动物血和肝脏，每次 20 ~ 50 克，可提供铁 7 ~ 15 毫克。这样基本能满足孕期增加的铁需要。孕期碘的需求量比孕前增加近 1 倍，建议每周摄入 1 ~ 2 次富含碘的海产品，如海带、紫菜、贻贝等。此外，孕期还应继续全程补充叶酸 400 毫克 / 日。天然食物中维生素 D 的含量较低，动物肝脏、蛋黄、奶油中相对较高。人体皮肤经紫外线照射可以合成维生素 D，孕妇平均每天接受阳光照射 10 ~ 20 分钟，所合成的维生素 D 基本上能够满足身体的需要。

孕妇也可在食谱里添加一些药食同源的食物，如冬瓜、莲藕、山药、丝瓜等，通过正确合理地调配饮食，坚持下去，也可以起到跟药物相似的效果。推荐以下汤水作为孕期养生的补充：

冬瓜排骨汤里的冬瓜有消肿利尿的功效，能有效预防妊娠糖尿病和妊娠高血压，夏天吃冬瓜还能消暑，如果 B 超检查羊水过多，吃点冬瓜排骨汤有助于羊水过多的辅助治疗。

山药乌鸡汤、莲藕花生排骨汤都是滋补身体的汤，不仅味道好、不油腻，而且营养也比较丰富，能有效增强免疫力，适合体质虚弱的孕妇食用。其中山药益气养阴，莲藕健脾益胃，孕妇多吃这些食物，能清除腹内积存的瘀血，促进乳汁分泌。

丝瓜蛋花汤看似简单，但营养价值很高，含有丰富的维生素，有利于胎儿的生长发育。中医认为丝瓜蛋花汤有清热凉血、滋阴润燥、通乳调经等功效，而且丝瓜还有清热解毒的作用，在分娩前吃一些丝瓜还有利于产妇分娩。同时丝瓜还有抗衰老的作用，能使皮肤更加细腻、光滑、有弹性。

孕妇还应该注意，烟、酒及下列食物和饮料应该尽量避免摄入：

烟草、酒精对胚胎各个阶段的发育都有明显的毒性作用，例如容易引起早产、流产、胎儿畸形等。有吸烟、饮酒习惯的女性，孕期必须禁烟戒酒，并且要远离烟、酒环境。

高糖、高盐、高油食物也应尽量少吃。孕妇在孕后期的糖代谢能力会变差，吃这些食物易导致孕期肥胖、妊娠糖尿病，增加分娩巨大儿的风险，增加顺产难度。此外，深加工食品，如烘焙食品、罐头、香肠、培根等食物，在制作过程中都加入了一定量的添加剂，孕妇应尽量少吃。大多数腌制食物当中都含有亚硝酸盐，孕妇摄入过多亚硝酸盐可能会造成胎儿畸形，故也应少吃腌制食物。

孕中期各类食物每天摄入量实例（供参考）

餐次	食物名称	食物原料	原料用量/克
早餐	玉米鲜肉包	猪肉 玉米 小麦粉	20 20 20
	牛奶南瓜羹	牛奶 南瓜	200 50
	白煮蛋	鸡蛋	60
	芝麻拌紫菜	紫菜 芝麻	25 5
	烹调用油	橄榄油	2
加餐	水果	橙子	150
午餐	金银饭	粳米 小米	80 20
	松仁炒丝瓜	丝瓜 松仁 姜	100 10 3
	莲藕花生排骨汤	猪小排 莲藕 花生	75 25 10
	香菇烩茼蒿	香菇 茼蒿	10 150
	盐、味精	盐、味精	2.5，0.5
	烹调用油	橄榄油	10
加餐	酸奶水果捞	苹果 酸奶	100 200

餐次	食物名称	食物原料	原料用量/克
晚餐	小米燕麦粥	小米 生燕麦片 枸杞子	35 20 5
	白灼基围虾	基围虾 葱 姜	75 2 2
	杂粮花卷	小麦粉	33
		玉米面	8
		高粱面	8
	清炒油麦菜	油麦菜	150
	盐、生抽	盐、生抽	1.5，6
	烹调用油	橄榄油	8
本食谱是基于轻体力女性每日能量的需要量（2100千卡）而设计的			

孕晚期各类食物每天摄入量实例（供参考）

餐次	食物名称	食物原料	原料用量/克
早餐	香菇鲜肉包	猪肉 香菇 小麦粉	20 20 20
	纯牛奶	牛奶	200
	蒸红薯	红薯	50
	白煮蛋	鸡蛋	60
	芝麻拌海带	海带 芝麻	25 5
	烹调用油	橄榄油	3
加餐	水果	橙子	150

餐次	食物名称	食物原料	原料用量/克
午餐	小米豌豆饭	小米 豌豆	80 20
	柿子椒炒猪肝	柿子椒 猪肝	70 30
	乌鸡山药汤	乌鸡 山药	100 25
	清炒四季豆	四季豆	100
	盐、味精	盐、味精	2.5，0.5
	烹调用油	橄榄油	12
加餐	酸奶水果捞	苹果 酸奶	100 200
晚餐	小米燕麦粥	小米 生燕麦片 枸杞子	50 20 5
	西芹炒肉	肉片 芹菜 葱 姜	25 150 2 2
	杂粮花卷	小麦粉	33
		玉米面	8
		高粱面	8
	清炒菠菜	菠菜	150
	盐、生抽	盐、生抽	1.5，6
	烹调用油	橄榄油	10
本食谱是基于轻体力女性每日能量的需要量（2250千卡）而设计的			

第四节　营养必须全面均衡
——哺乳期怎么吃？

一、你见过吗？

怀胎十月终于产下宝宝，小红如释重负。看着宝宝肉嘟嘟的小脸，小红露出了欣慰的表情，殊不知新的挑战已悄然降临……

婆婆语重心长地对小红说："在月子期间应少吃蔬菜、水果，这些都是寒凉食物，吃了会受寒血瘀；应该多喝汤，这样有助于下奶。"

于是，小红在生完宝宝后一日三餐顿顿不离催乳汤，乳鸽汤、老母鸡汤、猪蹄豆花汤……稀的、稠的、清淡的、重口的，五花八门，每天不重样。即使有时不想喝，在婆婆所谓"催奶"的说辞下，还是会喝上一大碗。

与此同时，丈夫觉得小红刚生完宝宝身体比较虚弱，便主动贴心地包揽了所有家务，并叮嘱小红大部分时间应该躺着床上，不要过多走动。于是，小红在几个月催乳汤的大补之下，加之又很少运动，不但奶水没有明显增多，体重还足足增加了 20 斤，而且还开始便秘。逐渐增加的体重、便秘的折磨，让小红陷入了深深的自卑与无助里。

为了给宝宝提供充足的营养，也为了让小红科学喂养，朋友给小红提建议："奶水不够量来凑，可以少量多次地给宝宝喂奶。最好坚持固定时间来喂奶，每 2 小时或 3 小时一次，这有助于宝宝从小形成进食规律，既保证了营养供应，又培养宝宝良好的饮食习惯，一举多得。"

然而一段时间后，宝宝不但没有养成规律的饮食习惯，反而对进食产生了抵触。更糟糕的是，小红开始堵奶了，宝宝的哭闹和堵奶的痛苦让小红身心俱疲。

二、原来如此

刚经历完分娩的辛苦，新手妈妈们就要面临一个新的挑战，那就是哺乳。有些乳汁不足的产妇会在哺乳期间疯狂喝催乳汤，期望通过喝汤来增加泌乳量。其实，喝汤也是有讲究的，并不是喝得越多越好。

首先，乳房产奶根本不用"催"。女性分娩后，在催乳素的作用下乳房会自动分泌乳汁，这本就是人类自带的技能。吸吮对持续产生催乳素及维持乳汁分泌是必需的，产妇只需要让宝宝及时吸吮乳头即可泌乳。随着宝宝吸吮次数的增加，乳汁分泌量也会相应增加。

其次，汤的营养密度不高，过量喝汤会影响其他食物如主食和肉类的摄取，造成哺乳期贫血、营养不足等问题。导致乳汁分泌不足的原因有很多，膳食结构不合理、精神紧张、情绪抑郁、身体疼痛、睡眠不佳等因素都会抑制乳汁的产生和排出。要综合考量，并不是说把汤喝对了，就能把生理、心理、睡眠等问题解决掉。

其他成员要给予产妇足够的关爱，让她保持合理的营养、愉快的心情和充足的睡眠；产妇自己也要主动调控情绪，通过改变关注焦点、做自己感兴趣的事、向他人倾诉等方式来减压，这样才能享受和宝宝在一起的幸福时刻。

根据《中国居民膳食指南（2022）》，哺乳期女性应每天摄入蔬菜类 400 ～ 500 克，其中绿叶蔬菜和红、黄色蔬菜等要占 2/3 以上，足见蔬菜的重要性。蔬菜里还有非常丰富的膳食纤维，而膳食纤维具有润肠通便的作用，可有效防止便秘。蔬菜还可以帮助减肥、增强机体免疫力。另外，蔬菜和水果含有人体所需的多种维生素和矿物质，比如维生素 C 和胡萝卜素可促进皮肤和黏膜组织的修复，这对产道或剖宫产伤口的愈合及恢复非常重要。少数产妇胃肠功能较差，消化能力弱，可将蔬菜、水果蒸熟或煮熟后吃。吃熟水果有提升食欲、促消化的作用，还有利于促进血液循环。哺乳期合理膳食特别重要，所以千万不要因为一些所谓的"月子习俗"而因小失大。

对于哺乳期妇女来说，要减少静坐和平躺的时间，温和的、可持续的身体活动对于体重恢复及降低产后抑郁的风险是有利的，不仅不会影响乳汁的质量，也没有反弹的风险。

三、吃出健康

产后半年是母乳喂养的重要时期，合理的膳食不仅可以使产妇乳汁更充足，帮助产妇尽快调整内分泌水平，顺利度过产褥期，预防产后病，还能让宝宝更健康、更有活力。

哺乳期妇女的膳食是不能随意的，其所吃的东西不仅影响泌乳量，还影响乳汁的质量，进而决定着宝宝健康与否。

那么，哺乳期妈妈应该如何制定科学好用、营养均衡的食谱呢？"三定原则"教给你：定热量、定重量、定含量。

1. 定热量　新手妈妈要考虑宝宝是纯母乳喂养，还是混合喂养，抑或是纯婴儿配方奶粉喂养。从母婴健康的角度来讲，6 个月内的宝宝，纯母乳喂养是最理想的选择。

根据《中国居民膳食指南（2022）》，哺乳产妇应摄入的热量约为每天 2300 千卡，比正常女性多 500 千卡。如果产妇不给宝宝哺乳，这 500 千卡就不必增加，应尽快恢复每天 1800 千卡左右的热量供应。非哺乳产妇如果按哺乳产妇的热量要求来制作食谱，必然导致发胖。

反过来讲，如果哺乳产妇每天只摄入 1800 千卡热量，那么不足的 500 千卡热量就会从身体的脂肪中动员。随着乳汁的不断分泌，身上的脂肪也会逐渐减少，减肥效果会非常明显。

然后还要考虑产妇的运动量，尽量做到运动的热量消耗与食物的热量供应相平衡，促进产妇尽快恢复正常体形。

一般来说，胃口好、需要哺乳、活动量较大的产妇可按照自己的食量吃到饱，热量供应在每天 2000 ～ 2300 千卡即可；需要减肥或者不哺乳的产妇，可以把每天摄入的热量控制在 1800 ～ 2000 千卡。

2. 定重量　一般来说，制定产妇食谱时，食物重量要在保障营养供给的前提下视产妇的消化吸收情况而定。

哺乳产妇，可以少量多餐，让营养充分吸收，除正餐外还可以每天加 1 ～ 2 次点心。

分娩后感到疲劳无力或者食欲较差的产妇，无须严格控制食量或重量，按自己的胃口吃饱即可。此类人群可以选择清淡、稀软、易消化的半流食或柔软食物，如面片、挂面、馄饨、粥、蒸或者煮的鸡蛋、煮烂的菜肴等。重在保障淀粉、优质蛋白质和矿物质的供给，调味以清淡而鲜美为宜，待情况好转后可转为普通膳食。

恢复良好的产妇，在整个哺乳期均应坚持合理膳食、食物多样，以满足自身的营养需求。每天的膳食应包括谷薯类、蔬菜类、水果类、畜禽肉蛋类、大豆坚果类，一般不用特殊忌口。

根据《中国居民膳食指南（2022）》，哺乳产妇每天的食物建议量为：谷类 225～275 克（其中全谷物和杂豆不少于 1/3），薯类 75 克，蔬菜类 400～500 克（其中绿叶蔬菜和红、黄色蔬菜等占 2/3 以上），水果类 200～350 克，鱼禽肉蛋类（含动物内脏）总量为 175～225 克。此外，为了满足蛋白质、能量和钙的需要，哺乳产妇每天还要摄入 25 克大豆（或相当量的大豆制品）、10 克坚果、300～500 毫升牛奶，摄入烹调油 25 克，食盐不超过 5 克，饮水 2100 毫升。为了保证维生素 A 的供应，建议哺乳产妇每周吃 1～2 次动物肝脏，例如总量达 85 克的猪肝或 40 克的鸡肝。动物性食物和大豆类食物之间可做适当的替换，豆制品喜好者可以适当增加大豆制品，减少动物性食物，反之亦可。选用碘盐烹调食物，适当摄入海带、紫菜、鱼、贝类等海产品。

3. 定含量 哺乳产妇既要促进产伤愈合和各器官功能的恢复，又要补充孕期的营养亏空，同时还要辛苦照顾婴儿，所以需要特殊的营养照顾。在均衡饮食的前提下，哺乳产妇需要特别补充：①愈合伤口所需的蛋白质和 B 族维生素；②泌乳和恢复骨骼矿物质所需的钙；③弥补失血和重建肝脏铁储备所需的铁；④促进婴儿大脑和神经发育所需的碘、叶酸等。因此，哺乳产妇的膳食重点应该是增加微量元素的供应。

哺乳产妇的食谱要照顾到哺乳的需要。一方面，在不影响主食摄入量的前提下，要适当增加汤羹类食物的供应。那么，哺乳期妇女应该如何正确喝汤呢？

《中国居民膳食指南（2022）》建议，哺乳产妇每日应比孕前增加 1100 毫升水的摄入，每餐都应保证有带汤的食物。煲汤的材料宜选择那些脂肪含量较低的肉类，如鱼类、瘦肉、去皮禽类、排骨等，也可喝蛋花汤、豆腐汤、蔬菜汤、面汤及米汤等，不宜多喝浓油汤。餐前多喝汤会导致食量减少，可在餐前喝半碗至一碗汤，待吃到八九分饱后再喝一碗汤。喝汤的同时要吃肉，以满足产妇和宝宝的营养需求。

另一方面，哺乳产妇也可在食谱里添加一些药食同源的食物，如山药、山楂、蒲公英、通草、丝瓜络等。使用时，可单味药煎水内服或外用，也可做成药膳，或者选用相应中成药。例如，山药排骨汤、通草猪蹄汤、通草鲫鱼汤用于改善产后缺乳，效果不错；丝瓜络可用于改善乳汁不通、乳痈；鲜品蒲公英煮水外敷，可用于缓解急性乳腺炎；紫苏叶、山楂饼可用于缓解哺乳期女性胸闷、食积等症……这些都是非常好的食疗方法。

需要注意的是，有些食物成分可能会通过乳汁对宝宝的生长发育造成不利影响，所以哺乳产妇必须保持健康的饮食习惯，并且保证饮食足够健康。

首先，哺乳产妇应绝对戒烟戒酒，饮用咖啡每天不要超过一杯，宜饮淡茶而忌浓茶。

其次，一些回奶食物如麦芽、苦瓜、韭菜等，容易造成哺乳期女性乳汁分泌不足，建议哺乳产妇少吃或不吃；洋葱、大蒜以及辛辣的食物，会经乳汁引起宝宝拉肚子或者胀气，影响宝宝的健康，不建议哺乳产妇食用；其他如炸鸡、辣条等油炸、高热量食物，哺乳产妇吃得过多会影响奶水的质量，也不建议食用。

除此之外，哺乳产妇的食物千万不要为了味道"鲜美"而多放调味品，特别是哺育 12 周以下的婴儿时，过量吃味精等调味品，会造成婴儿缺锌，影响智力发育。

哺乳产妇各类食物每天摄入量实例（供参考）

餐次	食物名称	食物原料	原料用量/克
早餐	亚麻籽豆浆	亚麻籽	5
		黄豆	10
	全麦豆渣鸡蛋饼卷 蔬菜	全麦粉	60
		鸡蛋	50
		自制豆浆所剩豆渣	5
		黄豆芽	75
		丝瓜	75
		葱、蒜末	10
	盐、味精	盐、味精	1，0.5
	烹调用油	茶籽油	6
加餐	酸奶	无糖酸奶	250
	水果	橙子	150

餐次	食物名称	食物原料	原料用量/克
午餐	三彩米饭	粳米	50
		藕丁	20
		豌豆	10
		玉米粒	20
	胡萝卜山药炖羊肉	胡萝卜	20
		铁棍山药	30
		羊肉	50
		葱、姜、小茴香、八角	少许
	小炒茶树菇	茶树菇	70
		猪肉末	25
		柿子椒	10
	芦笋百合	芦笋	50
		百合	50
	盐、味精	盐、味精	1.5，0.5
	烹调用油	橄榄油	8
加餐	水果	苹果	100
	坚果	腰果	20
晚餐	小米燕麦粥	小米	35
		生燕麦片	20
		枸杞子	5
	清蒸鳕鱼	鳕鱼	80
	杂粮花卷	小麦粉	33
		玉米面	8
		高粱面	8
	白灼菜心	菜心	150
	盐、味精	盐、味精	1，0.5
	烹调用油	橄榄油	6

第二章

亚健康人群
怎么吃

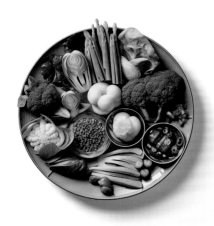

第一节　避免眼睛受损伤
——熬夜一族怎么吃？

一、你见过吗？

　　小岳今年 24 岁，考上研究生一直是他的目标。遗憾的是，去年首考失利，他与自己心仪的高校失之交臂。但他没有放弃，一直在准备今年"二战"。为此，他付出了比以往更多的努力，每天除了学习还是学习，常常学到凌晨 3 点多才睡觉，每天唯一的运动就是下楼拿外卖。

　　"晚上吃夜宵是老习惯了，读书时就经常吃。"小岳说，夜宵就像给大脑"充电"，吃完学习起来更有动力了。但他全然没想到，这样的生活习惯正悄悄给他带来巨大风险。

　　前段时间，小岳感觉左眼看东西不清楚，以为是由于长时间看书眼睛过于疲劳导致的，就没有太在意。但经过休息，情况并没有缓解，左眼视物不仅越来越模糊，看东西还出现了黑影。"不管从什么角度看，这个黑影就固定在那儿阻挡视野，消失不了。"

　　小岳心想，虽然他本就有 300 度近视，但这应该不是度数加深引起的。他不敢耽搁，立即就去专科医院就诊。最终小岳被诊断为视网膜中央静脉阻塞，也就是俗称的"眼中风"。

　　好在发现比较及时，经过激素、玻璃体腔内药物注射等治疗，他的左眼情况得到了明显控制，视力也在缓慢恢复，但要恢复到正常水平仍需要很长时间。

　　很多人不解：好端端的，小岳怎么会"眼中风"呢？

二、原来如此

　　"眼中风"一般发生在 50 岁以上的中老年群体，发病跟"三高"密切相关。和心血管动脉粥样硬化一样，"三高"也会导致视网膜血管硬化、炎症、痉挛；或者血液流变学、血流动力学的改变致使静脉回流不畅，发生动静脉阻塞的情况，从而出现视力下降、视物模糊甚至失明等症状。

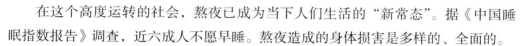

小岳由于日常饮食不科学，酷爱油腻食物，两年前就已经查出高血脂，胆固醇和甘油三酯严重超标，血压也处在临界边缘。本就身带"高危因素"的他，近来还经常熬夜、吃夜宵，精神压力大，这些"导火索"直接"点燃"了疾病。

在这个高度运转的社会，熬夜已成为当下人们生活的"新常态"。据《中国睡眠指数报告》调查，近六成人不愿早睡。熬夜造成的身体损害是多样的、全面的。

首先，熬夜让身体的正常节律发生紊乱，会导致人体慢慢出现失眠、疲劳、健忘、易怒、焦虑不安等症状。

其次，熬夜对视力、肠胃及皮肤都会造成影响，人体免疫力也会随之下降。从医学的角度讲，熬夜不利于健康，但有些岗位必须忙碌到深夜或通宵达旦地工作，当熬夜不可避免时，我们能做的就是将熬夜对身体的损害降到最低程度，饮食调理或合理加餐变得异常重要。

许多熬夜的人喜欢喝咖啡、浓茶，或吃许多高热量、低营养的"垃圾食品"来提神。事实上，这些东西对熬夜者的身体有害无益。

咖啡和浓茶："熬夜一族"身体很容易缺水，但不宜饮用咖啡或浓茶，应多喝白开水。因为咖啡或浓茶虽然能提神，却会消耗体内与神经、肌肉协调有关的 B 族维生素，而缺乏 B 族维生素容易导致人疲劳，从而陷入恶性循环。此外，夜晚空腹喝含咖啡因的饮料，会对胃肠黏膜造成刺激，引起腹痛。

甜食：糖会消耗 B 族维生素，使人更加容易疲倦。而且过多地摄入糖类也易引起肥胖问题。

方便面、薯片：这些食品不易消化，还会使血脂增高，对健康不利。

三、吃出健康

（一）熬夜一族应该怎么吃？

1. 合理安排三餐，摄入充足的能量　夜班族在一日三餐的安排上，首先应保证有足够的热能摄入。为增进食欲，可在食物的烹调制作上力求品种多样化，色、香、味俱全，美味可口。为使一天的热量分配合理并防止出现过饥或过饱的情况，需合理安排就餐时间和每餐的热量占比。

晚餐对于熬夜的人很重要，可占全天膳食总热量的 30%～50%，所以应安排一些高蛋白食物，进餐时间安排在劳动前一两个小时为宜；午餐热量一般可占全天膳食总热量的 20%～25%，进餐时间可安排在午后 3 时前后；早餐热量一般可占全天膳食总热量的 15%～20%，并且应该以容易消化吸收的碳水化合物为主。

2. 增加蛋白质的摄入　熬夜无形中提高了劳动强度，使能量消耗增大，所以要增加蛋白质的摄入。充足的蛋白质不仅可以保证人体健康，还可以提高工作效率。所以，经常熬夜的人要多吃瘦肉、蛋类、鱼类、虾类、豆制品等含蛋白质丰富的食物。

3. 维生素和矿物质　熬夜工作难免长时间面对电脑，眼肌疲劳、视力下降不可避免，平时应多吃富含维生素 A 及 B 族维生素的食物，它们能提高眼对昏暗光线的适应力，防止视觉疲劳。富含维生素 A 及胡萝卜素的食物有牛奶、动物肝脏、蛋类、鳝鱼、菠菜、胡萝卜、韭菜、油菜、荠菜、红薯、西红柿、青椒等；富含 B 族维生素的食物有瘦肉、鱼肉、猪肝、粗粮、乳制品、花生等。

上夜班的人接受日照较少，易缺乏维生素 D 和影响钙的吸收，因此要多吃奶、蛋、鱼以及豆类等补钙食物和蛋黄、蘑菇、酵母、海产鱼、鱼肝油等含维生素 D 丰富的食物。

日常生活中很多人选择使用维生素补充剂。在饮食均衡的情况下，食物中的营养足以提供人体需要的维生素，但在熬夜时，消耗增多，可适当补充维生素补充剂。注意，维生素补充剂在与其他营养补充剂联合使用时，需要考虑联合剂量对身体的影响。

4. 多吃抗氧化食物　动脉硬化、心脏病、肿瘤等多种疾病及人体衰老的发生均与自由基氧化有关。在睡眠状态下，人体可清除大量自由基。而熬夜导致生活不规律，睡眠不足且睡眠质量不高，体内自由基对身体的危害比平时更大。

许多食物富含抗氧化、清除自由基的生物活性物质，在这些天然的抗氧化物质中，特别重要的有维生素 C、维生素 E 与 β-胡萝卜素（微量元素硒是维生素 C 和维生素 E 的"同盟军"，富含硒的食物有动物肝脏、牡蛎和茶等）。还有类黄酮与茶多酚，它们具有独特的化学结构和性质，能有效解除自由基的武装，保护免疫细胞不受损害。

另外，新鲜的天然食物中通常含有丰富的抗氧化成分，如蔬菜和水果中约含600种天然抗氧化剂。所以，成年人每天保证进食500克新鲜蔬菜、水果，保证营养均衡是维护身体健康所必需的，而熬夜的人更要多补充一些。

5. 多吃促进睡眠的食物　熬夜一族往往需要尽快调整"时差"，在原来不是睡觉的时间段里保证有充足、高效的睡眠，吃正确的食物可以改善睡眠情况。

色氨酸是一种增强睡眠质量的氨基酸，通过调节5-羟色胺和褪黑激素来调节睡眠觉醒周期，核桃、虾、鹰嘴豆、全麦饼干都含有丰富的色氨酸。褪黑素作为体内的一种激素，在睡眠中发挥作用，褪黑素补充剂可以帮助特定人群（如日夜倒班、因年龄渐长缺乏睡眠人群等）调节昼夜节律，平日可通过食物摄取。核桃、开心果、牛肝菌、扁豆等富含褪黑素。钙（奶酪、酸奶、纯牛奶中都含有钙）有助于大脑充分利用色氨酸来刺激褪黑素分泌，进而助眠。鱼类如金枪鱼、比目鱼和鲑鱼富含维生素 B_6，能帮助身体制造褪黑素和5-羟色胺。其他富含维生素 B_6 的食物还包括生蒜和开心果等。目前的研究显示，高碳水食物有促进睡眠的效果，但含精制糖过多的食物会影响睡眠，推荐摄入低加工的五谷杂粮类。其他食物如深海鱼、绿茶、樱桃、杏仁、莴苣、蜂蜜、甘菊茶等也有促进睡眠的作用。

（二）适合熬夜人群的健康食谱

1. 谷薯类　大米、米粉、小米、糯米、大麦、小麦、荞麦、面粉、通心粉、面条、面包、馒头、麦片、白薯、马铃薯、芋头。

2. 蔬菜类　菠菜、胡萝卜、韭菜、油菜、荠菜、西红柿、柿子椒、莴苣等橙黄色和绿色蔬菜，以及蘑菇、扁豆、西蓝花、牛肝菌。

3. 水果类　橙、橘、苹果、梨、猕猴桃、葡萄、蓝莓、柚子、樱桃、香蕉、桃、西瓜、哈密瓜等新鲜水果。

4. 肉蛋鱼乳豆类　瘦肉、禽蛋、深海鱼、蛋黄、虾类、牛奶、酸奶、奶酪等乳制品，豆类及豆制品等。

5. 坚果及其他　杏仁、核桃仁、开心果、南瓜子、绿茶、木耳、蜂蜜等。

有抗氧化作用的食物：西红柿、葡萄、绿茶、三文鱼、西蓝花、蓝莓、柚子、苹果等。

促进睡眠的食物：含色氨酸丰富的纯牛奶、酸奶、加纳籽、南瓜子、火鸡、猪排等；富含褪黑素的开心果、牛肝菌、扁豆等；樱桃、核桃、深海鱼等。

参考食谱（2400千卡/日）

餐次	食物列举
早餐	牛奶200毫升，花卷125克，煮鸡蛋1个， 凉拌黄瓜干豆腐丝（黄瓜100克，干豆腐丝45克）
加餐	苹果（约1个）150克
中餐	米饭（大米150克），红烧鱼（鲤鱼90克）， 烧菠菜（菠菜200克）
加餐	橘子1个，酸奶150毫升
晚餐	杂粮饭（大米50克，小米50克，红米50克）， 香菇烧油菜（油菜200克，香菇15克），青椒炒肉（青椒100克，猪瘦肉45克）

（三）药膳方

中医认为，熬夜的人容易阴亏阳亢而出现阴虚内热的症状，可以使用药膳进行调养。参考药膳如下：

药膳方一：生地黄炖鸭蛋

食材：生地黄 20 克，鸭蛋 1 ~ 2 个，冰糖适量。

做法：生地黄熬汁，隔水炖鸭蛋，蛋熟后去壳，再放入地黄汁中炖 20 分钟，用冰糖调味，食蛋饮汁。

功效：滋阴清热、生津止渴等，适用于熬夜后口燥咽干、牙龈肿痛、手足心热者。

药膳方二：猪腰炖杜仲

食材：杜仲 25 克，猪腰 1 个。

做法：将上述食材隔水炖 1 小时，可加盐调味。

功效：滋补肝肾、强壮筋骨等，适用于熬夜后腰酸背痛、四肢乏力者。

药膳方三：莲子百合煲瘦肉

食材：莲子（去芯）20 克，百合 20 克，猪瘦肉 100 克，食盐适量。

做法：上述食材加水适量共煲，肉熟烂后用盐调味后食用。

功效：清心润肺、益气安神等，适用于熬夜后出现干咳、失眠、心烦、心悸等症状者。

药膳方四：杞菊明目茶

食材：枸杞 10 克，菊花 5 克。

做法：将上述食材泡茶饮。

功效：枸杞补肝肾明目，菊花清肝火明目。

第二节　吃好喝好身体壮
——抵抗力下降人群怎么吃？

一、你见过吗？

广东省某三甲医院感染科祁主任，从 2001 年博士毕业后一直在感染科从事各种病原体感染所导致的传染性与非传染性疾病的治疗工作。祁主任从一名普通医生成长为骨干医师和科室主任，亲身经历了非典和新冠病毒肆虐的时期，与各种各样的病毒交手超过 20 个春秋。祁主任说，这 20 多年的岁月极不平凡，特别是非典时期和新冠疫情暴发期间，不少同事都被病毒击倒了，甚至还有殉职的，令人感慨不已。"虽然认真做足了自我防护措施，但长期与病毒打交道，总免不了某个细节的疏忽，被病毒破防。"祁主任说，"这个时候，就完全依靠你自身强大的免疫系统来干掉病毒，即使感染了，病毒也会很快被清除！"

很多人觉得他似乎百毒不侵——一直没被病毒感染过，病毒好像对他特别优待和友好。祁主任说："常在河边走，哪有不湿鞋？准确地说，自己可能也感染过很多次，只是自己的免疫系统悄悄把病毒给打败了而已。"

祁主任说，事实上，人一出生就自带免疫力，人体有一个完善的细菌、病毒防御体系，"只可惜我们很多人因为饮食或者用药不当，让其受到了不同程度的损坏，让细菌、病毒乘虚而入"。祁主任很自豪地说："这得益于我有个好妻子，我的妻子很注重饮食营养，一日三餐都尽量做到均衡营养和多样化搭配。每天吃的食物达到 25 ~ 30 个品种，包括肉类、蔬果类、米面类、薯类、坚果类等等。即便是简单炒个杂烩，也包含有七八种根茎类蔬菜。"

他说，身体所需要的营养素是多种多样的，包括蛋白质、碳水化合物、维生素、矿物质等。特别是蛋白质，每千克体重的需求量达到 1 克左右，但在非常时期更要加大到 1.2 克。一个人的营养质量好，免疫力水平才会提高，即使感染了，也会很快扛过去。

祁主任强调说，他这 20 多年跟病毒打交道一直没被感染，其秘密武器之一就是让自己的身体摄入足量、均衡、多样化的营养。

二、原来如此

免疫力是人体自身的防御机制，是人体识别和消灭外来侵入物（病毒、细菌等），处理衰老、损伤、死亡、变性的自身细胞，以及识别和处理体内突变细胞和病毒感染细胞的能力，是人体识别和排除"异己"的生理反应。免疫力下降常表现为：

经常疲劳：经常工作提不起劲儿，稍做一点事就感到累，去检查也发现没有什么器质性病变，休息一段时间后精力恢复，可持续不了几天疲劳感就又出现了。

感冒不断：感冒成了家常便饭，天气稍变冷、变凉就中招，而且要经历相当长一段时间才会康复。

伤口容易感染：身体稍被划伤，伤口处就会红肿甚至流脓。正常人两三天就能恢复，而免疫力低下的人却要很长时间。

肠胃"娇气"：同样的饭菜，有人吃嘛嘛香，有人吃了却上吐下泻，说明其肠胃的自我保护功能存在问题。

易受传染的攻击：身边的人感冒，自己也会轻易"躺枪"，这说明自身免疫力存在问题。

《中国居民膳食指南（2022）》指出了营养与免疫力的密切关系：合理膳食是提高免疫力的根本。单纯补充某一种营养素或食物无法维持免疫系统的正常运作，充足的能量和均衡的营养才是免疫力保持活力、维持战斗能力的根本。

在日常生活中，要避免以下饮食误区。

误区一：保健品可以提高免疫力。科学家到现在还没有找到任何一种保健品增加免疫力、降低感染风险的证据。因此，那些宣称能增加免疫力的保健食品，实际上没有什么作用。

误区二：药物可以提高免疫力。目前的确有少量药物可以帮助免疫功能受到抑制的患者提高免疫能力，然而这些药物都有严格的适应证，只针对特定的患者，并不适合普通人。是否需要使用免疫调节类药物，需要临床医生的诊断，并须在医生指导下使用。

三、吃出健康

（一）如何吃出最佳免疫力？

1. 均衡营养　增强身体的免疫力，最重要的莫过于吃得健康。很多人吃东西只考虑好不好吃、能不能吃得饱，却很少有人静下来想一想自己的饮食搭配合不合理。《中国居民膳食指南（2022）》提出"平衡膳食，食物多样，合理搭配"的饮食原则：每天的膳食应包括谷薯类、蔬果类、畜禽鱼蛋类、奶类、大豆坚果类等食物，平均每天需要摄入 12 种以上，每周需要 25 种以上。每天应摄入谷薯类食物 250 ～ 400 克（其中全谷物和杂豆类 50 ～ 150 克），薯类 50 ～ 100 克，蔬菜 300 ～ 500 克（深色蔬菜应占 1/2），新鲜水果 200 ～ 350 克。健康而全面的膳食营养对于人体免疫力的维持至关重要。

2. 摄取优质蛋白质　蛋白质是人体免疫力最主要的物质基础，免疫细胞和抗体的生成都离不开蛋白质。所以，保证每日摄入充足的蛋白质尤为重要。可以适当增加深海鱼类、瘦肉类、蛋类、奶类、豆类及豆制品的摄入。需要注意的是，蛋白质摄入过量会增加肝肾负担，反而会抑制免疫力。"中国居民平衡膳食宝塔"推荐每天食用奶制品 300~500 克、大豆及坚果 25~35 克、动物性食物 120~200 克。

3. 补充维生素和矿物质　维生素和矿物质影响各类免疫细胞的数量和活力。其中，维生素 A 可以促进黏膜细胞增生，维持黏膜屏障的完整性。动物肝脏、蛋黄等食物富含维生素 A。橙黄色食物，如胡萝卜、南瓜、玉米等富含的 β－胡萝卜素，可在人体内转化成维生素 A。B 族维生素能够促进抗体的合成。维生素 C 也是免疫系统的"防御大臣"，可促进胶原蛋白合成，能维护第一道防线（皮肤和黏膜）的完整性，有助于阻止外界病原微生物进入人体。平时可多摄入绿色蔬菜、豆类、坚果及柑橘类水果，补充维生素 C。维生素 D 具有免疫调节作用，每天参与户外活动，晒晒太阳，或食用牛奶、鸡蛋、海鱼等，能很好地补充维生素 D。若平时很少晒太阳，可考虑维生素 D 补充剂，一天 400~1000 国际单位。硒、锌、铜等微量元素是人体维持生命必不可少的营养素，其主要作用是参与多种酶的合成，可增强人体免疫力，推荐定期摄入动物内脏、海产品、菌菇类等食物。

4. 合理使用益生菌　肠道是人体最大的免疫器官之一，健康的肠道菌群与免疫力有密切关系。益生菌能提升肠道保护能力，可以维持肠道微生态平衡并保持免疫系统对病毒的反应能力。例如，常见的肠道双歧杆菌可刺激身体内的淋巴细胞分裂增殖，产生多种抗体，增强人体免疫力，同时还可消除各种外来的致病微生物。

5. 多吃富含生物活性物质的食物　番茄红素是近几年新发现的一种强有力的抗氧化剂，其提高机体免疫机能的作用比维生素 E 强 11 倍。国外学者发现，番茄红素在抑制癌细胞增殖方面比 β- 胡萝卜素更为有效。我们的日常食物如番茄、胡萝卜、南瓜、西瓜、柿子、桃、芒果、葡萄、草莓、柑橘及茶叶都富含番茄红素。

在饮食上多加注意，可有效提高抵抗力。具体来说，抵抗力低的人群可以这么吃：

主食：除大米、面粉外，应搭配一定量的粗粮、杂粮及薯类，如玉米面、燕麦、小米、赤小豆、绿豆、红薯、芋头等。

蔬菜类：菠菜、胡萝卜、韭菜、油菜、荠菜、西红柿、青椒、莴苣、南瓜等。

水果类：橙子、柑橘、苹果、西瓜、柿子、桃、芒果、葡萄、草莓、梨、猕猴桃、蓝莓、柚子、樱桃、香蕉等。

肉蛋鱼乳类：瘦肉、禽蛋、蛋黄、动物内脏、深海鱼、虾类、纯牛奶、酸奶、豆类及豆制品等。

坚果及其他：杏仁、核桃仁、开心果、南瓜子、绿茶、木耳、蜂蜜、海藻等。

有增强免疫力作用的食物：山楂、大蒜、沙棘、螺旋藻、花粉、芦荟、蜂胶、牛奶、黄豆、白蘑菇、包菜、杏仁、牡蛎、巴西紫莓、葡萄柚、麦芽、低脂酸奶等。

参考食谱

餐次	食物列举
早餐	肉丝面（瘦猪肉25克，面条75克，黄瓜100克，植物油3毫升），牛奶200毫升
加餐	苹果（约1个）150克
中餐	绿豆米饭（绿豆10克，粳米175克），番茄炖豆腐（番茄100克，豆腐50克，木耳5克），红烧鸡翅（鸡翅75克），蒜蓉菠菜（菠菜150克，植物油15毫升）
加餐	猕猴桃100克，酸奶150毫升
晚餐	小米粥（小米25克），馒头（面粉75克），红烧带鱼（带鱼75克），炒山药（山药100克），香菇油菜（香菇10克，油菜150克，植物油12毫升）

（二）药膳方

药膳方一：三丝杏鲍菇

食材：杏鲍菇200克，胡萝卜25克，青椒25克，木耳25克，小葱5克，食用油10克，生抽20克。

做法：将杏鲍菇、胡萝卜、青椒、木耳洗净，切成丝状，备用；热锅，倒入油，放小葱，放入胡萝卜翻炒；依次放入青椒、杏鲍菇，继续翻炒。最后加入木耳，倒入20克生抽，拌匀，即可出锅。

功效：开胃健脾，提高免疫力。

药膳方二：虫草花太子参煲鸡

食材：虫草花50克，干冬菇5朵，太子参20克，白术15克，怀山药10克，陈皮3克，光鸡半只，枸杞和姜适量（4人量）。

做法：虫草花、干冬菇洗去沙尘，温水浸泡发开；太子参、白术、怀山药、枸杞、陈皮冲洗；鸡去皮斩件，焯水。所有材料放入汤煲内，加水2升，武火煮沸后改文火，煲约1小时，食盐调味即可。

功效：益气健脾，增强免疫力。

药膳方三：黄芪童子鸡

食材：童子鸡1只，黄芪9克，生姜适量。

做法：取童子鸡1只洗净，用纱布袋包好黄芪，取一根细线，一端扎紧纱布袋口，置于锅内，另一端则绑在锅柄上。在锅中加姜、葱及适量水煮汤，待童子鸡煮熟后，拿出黄芪包，加入盐、黄酒调味，即可食用。

功效：益气补虚。

药膳方四：山药粳米粥

食材：山药 30 克，粳米 180 克。

做法：将材料一起入锅加清水适量煮熟即成。

功效：益气健脾，补养元气。

第三节　过劳更需饮食养
——过劳人群怎么吃？

一、你见过吗？

38 岁的刘先生在一家私企的市场部上班，一周要工作六天，平时加班更是家常便饭，而且经常需要出差。按时按点吃饭，对于刘先生来说是一件非常奢侈的事情。有时他拜访客户回来，或是汉堡，或是泡面，随便凑合一口，然后就对着电脑奋战到半夜。

偶尔看到年轻人因过劳而发生不幸的新闻，刘先生和同事还互相提醒："身体是革命的本钱啊，咱们可不能丢了健康！"

疫情期间，刘先生的单位很不景气，薪水大幅缩减，同事们都人心惶惶——大家都是家里的顶梁柱，上有老下有小，生怕会被裁员。而刘先生的母亲上个月住院做手术，花了四五万元；孩子备战中考，每周的一对一补课费及兴趣班学费也是一笔不小的开支。刘先生忍不住跟妻子感慨："2022 年可真是压力山大的一年啊！"

"为什么我的生活只剩下一地鸡毛？"刘先生看着朋友圈里同学们发的动态，不由得再次感叹：成年人的生活都这么难吗？

最近，刘先生总是感觉睡不醒，头昏眼花，肩酸颈痛，心烦意乱，浑身没劲，还感觉眼睛干涩难受。每结束一天的工作，他就感觉自己整个身体像被掏空了一样。由于长时间工作，加之精神紧张，刘先生的身体亮起了红灯。

由于这些不适一直没有缓解，刘先生去医院就诊。医生进行了详细检查和询问之后，告诉他这些症状是过劳引起的，要采取一定的措施减轻压力，比如适当休息、锻炼、寻求心理医生的帮助等。

二、原来如此

刘先生的这种情况，就是人们常说的过度疲劳，也叫亚健康，是人体处于健康和疾病之间的一种状态。调查研究发现，健康人群仅占总人数的5%，疾病人群占人群总数的20%，而处于亚健康状态的人群约占人群总数的75%。

亚健康主要是身体没有任何疾病，仅是出现生理功能减退或代谢水平低下，主要表现为情绪不安、腰酸背痛、失眠、健忘、头疼、头晕、半夜惊醒、疲劳以及做事效率低下等症状，还可以称作是第三状态。可能是工作压力太大或者是在饮食上营养不良所引起，严重影响身心健康。

（一）最容易出现亚健康的五类人群

（1）脑力劳动比较繁重的人，常见于一些工作压力比较大的上班族，这类人生活不规律，经常熬夜，三餐不定时，缺乏运动。

（2）从事繁重体力劳动的人，如建筑工人、搬运工、煤矿工人等。

（3）精神负担比较重的人，如长期精神紧张、焦虑、抑郁的人，或人际关系紧张、心理负担重的人。

（4）生活不规律、饮食不合理、吸烟酗酒的人。

（5）IT工作者也是亚健康的主要群体，由于长期操作电脑，他们很容易出现鼠标手、颈椎病、屏幕脸等。

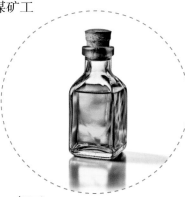

（二）亚健康的主要原因

（1）饮食不合理。当身体摄入热量过多或营养不良时，都可导致机体功能失调。

（2）休息不足，特别是睡眠不足。起居无规律、作息不正常已经成为亚健康最常见的诱因。

（3）心理压力太大。

（4）长久的不良情绪影响。

（5）过度疲劳造成的精力、体力透支。

（6）人体的自然老化。表现为体力不足，精力不支，社会适应能力降低。

（7）现代疾病（心脑血管疾病、肿瘤等）的前期。在发病前，人体在相当长的时间内不会出现器质性病变，但在功能上已经发生了障碍，如胸闷气短、头晕目眩、失眠健忘等。

（8）人体生物周期中的低潮时期。即使是健康人，也会在某个特定的时期内处于亚健康状态，例如女性在月经来潮前表现出的烦躁不安、情绪不稳、易激动等。

（三）如何走出亚健康

（1）营养均衡。保证一日三餐的营养要均衡。适当吃一些奶类、瘦肉、鸡蛋、豆制品等富含优质蛋白的食物；多吃新鲜蔬菜及水果，每日吃蔬菜一斤以上；不暴饮暴食，吃饭七八分饱；按时吃早餐，早餐可选择牛奶、鸡蛋、馒头、粥、蔬菜等；控制一天的总摄入量，少吃油炸食品、加工肉类、烧烤食物、甜食等。

（2）在繁忙的工作中一定要注意休息，保证充足的睡眠。尽量不熬夜，早睡早起。每天晚上 11 点前入睡，保证每天睡足 8 小时。

（3）运动。每天至少安排 30 分钟进行各种有氧运动，如健步走、跳舞、打太极拳、慢跑、游泳等。

（4）学会适当减压。心情不好时，可通过运动、听音乐、与朋友聊天、做感兴趣的事情等来调节心情，适当降低对自己的期待，知足常乐。

（5）经常使用电脑者，建议每工作 1 小时就起身休息，舒展筋骨，远离亚健康。平时要加强体育锻炼，不要总是对着电脑，能不用的时候尽量少用。

三、吃出健康

（一）亚健康人群饮食调整

1. 饮食有度，全面均衡，适量营养 "食"对于调养身体亚健康意义非凡，合理饮食有利健康。亚健康人群需要补充蛋白质以及钙含量丰富的食物。此外，微量元素锌、硒、维生素 B_1、维生素 B_2 等多种元素都与人体非特异性免疫功能有关，除了做到一日三餐全面均衡适量外，还应适当补充复合维生素等。

健康的饮食行为，食物多样化，合理的营养膳食可以改善营养情况，有助于增强免疫力，改善亚健康状态。《中国居民膳食指南（2022）》指出，平衡／合理膳食模式可以降低心血管疾病、高血压病、2 型糖尿病、结直肠癌的发病风险。

2. 戒烟限酒，养成良好的睡眠习惯　医学研究证明，吸烟时人体血管容易发生痉挛，局部器官血液供应减少，营养素和氧气供给减少，尤其是呼吸道黏膜得不到氧气和养料供给，抗病能力也就随之下降。限酒有益健康，嗜酒、醉酒、酗酒会削减人体免疫功能。

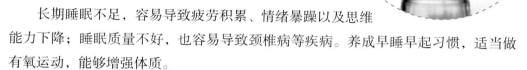

长期睡眠不足，容易导致疲劳积累、情绪暴躁以及思维能力下降；睡眠质量不好，也容易导致颈椎病等疾病。养成早睡早起习惯，适当做有氧运动，能够增强体质。

3. 工作上合理安排　要善于把工作切块，善于把握完成每一块需要的时间，这样不仅能提升效率，减轻由工作太多带来的心理压力，而且能增加成就感。

4. 经常锻炼，培养多种兴趣，保持精力旺盛　现代人大多忙于事业，而锻炼的时间越来越少，加强运动可以提高人体对疾病的抵抗能力。广泛的兴趣爱好会使人受益无穷，不仅可以修身养性，而且能够辅助治疗一些心理疾病。

5. 劳逸结合，心理治疗　劳逸结合是健康的基石。人体生物钟正常运转是健康的保证，而生物钟"错点"便是亚健康的开始。接受相关的心理干预治疗，学会正确面对各种压力，不断提高心理承受能力和自我调适能力，调整心态，使心态尽可能地保持平和。

繁忙的学习、工作过后，身体充满疲劳感是常态，长期疲劳状态下身体老化速度更快。在略感疲劳的时候，适当补充能量可以有效缓解疲劳感。

（二）有助于消除疲劳的食物

1. 菠菜——缓解脑疲劳　菠菜是一种极其常见的蔬菜，但它却是营养学家眼中补脑健脑的优质食物。因为菠菜当中含有多种维生素，能够有效补充脑细胞所需的营养物质，同时菠菜当中丰富的叶绿素能够健脑益智。对于用脑过度一族来说，菠菜显然是非常不错的选择。

2. 西红柿——缓解眼疲劳　在眼睛的晶状体内，维生素 C 的含量比血液中高出数倍。随着年龄增长，晶状体内的维生素 C 含量明显下降，晶状体营养不良，继而发生晶状体变性。所以，中老年人要维持眼部健康，就需要适量补充维生素 C。西红柿含有丰富的维生素、矿物质、碳水化合物、有机酸及少量的蛋白质，多吃对眼睛有益。

3. 红豆——**缓解心疲劳**　上班族很容易有心力交瘁之感，可以多吃一些红豆。李时珍称红豆为"心之谷"，有养心的功效，既能清心火，又能补心血。现代研究显示，红豆中粗纤维物质含量丰富，有降血脂、降血压、改善心脏活动功能等功效；同时又富含铁质，能行气补血，非常适合心血不足的女性食用。

4. 黑豆——**缓解肾疲劳**　黑豆自古就被誉为"肾之谷"，其味甘、性平，具有补肾强身、活血利水、解毒、润肤的功效，特别适合肾虚者。

5. 小米——**缓解胃疲劳**　喝酒、抽烟、暴饮暴食、吃饭时间不规律等不良生活习惯都让胃很受伤，而小米有养胃的功效。小米味甘、咸，有清热解渴、健胃除湿、和胃安眠等功效，内热者及脾胃虚弱者更适合食用它。有的人胃口不好，吃小米既能开胃又能养胃。

6. 香蕉——**缓解腿疲劳**　含钾元素丰富的香蕉是食物中排名第一的"美腿高手"，它所含丰富的钾元素能帮助伸展腿部肌肉和预防腿抽筋。排名第二的"美腿高手"是芹菜，它含有大量的胶质性碳酸钙，易被人体吸收，可补充双腿所需钙质，还能预防下半身水肿。

第四节　常吃外卖隐患多
——外卖一族怎么吃？

一、你见过吗？

随着生活节奏的加快，早餐点外卖，中餐点外卖，晚餐继续点外卖……这样的生活方式已成为很多年轻人的标配。

小强就是如此，由于工作原因，他经常在电脑前一

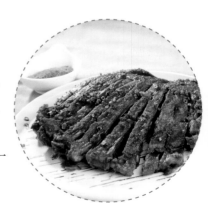

坐就是一天。渴了就喝饮料，饿了就吃外卖，还很喜欢点烧烤、火锅、汉堡、炸鸡、牛肉汤、胡辣汤等食物。他不爱吃蔬菜，自诩为"肉食动物"，还对朋友说："烧烤、火锅配啤酒，一个字——爽！"

小强认为"生命在于静止"，回家要么瘫在沙发上，要么躺在床上刷手机，基本上不运动，体重早已突破 100 千克。小强的作息非常不规律，经常熬夜玩游戏、刷手机到凌晨两三点，饿了还要吃点夜宵，早上起来不吃早饭，中午再点外卖吃到饱。

小强平时就有容易口渴，喝了水不停上厕所，吃了饭犯困，总是打不起精神，以及便秘等情况。近期因为一些项目需提前报送，连续加班的他更是感觉全身无力，容易出汗，还老是口渴。他以为是劳累加上饮食不规律导致的低血糖，就泡了点糖水喝。直到有一天上午，在外地的哥哥与他视频聊天时，发现他神志有些恍惚，说着说着就没有了回应，感觉不对头，立即拨打急救电话紧急将他送到了医院。结合各项检验结果，小强被诊断为患有糖尿病酮症酸中毒、高血压、高脂血症、高尿酸血症、肥胖。

面对医院的诊断，小强几乎不相信自己的眼睛：自己能吃能睡，没什么感觉，不就是胖一点，怎么会有那么多"老年病"？在经过医生的详细讲解之后，小强才恍然大悟。

二、原来如此

小强为什么会有这么多健康问题呢？

各种外卖平台上出售的快餐既有中餐也有西餐。

中餐外卖的特点有：方便易食，高油、高糖、高盐和大量调味料及人工添加剂；食物的菜品结构比较单一，营养搭配不均衡，膳食纤维含量较低；有可能热量超标、添加剂含量超标。

西餐外卖的特点有："三高"，即高脂肪、高热量、高糖；"三低"，即低维生素、低矿物质、低膳食纤维。

正是因为外卖具有以上特点，所以长期吃外卖存在很多健康隐患，主要集中在以下几点：

（1）外卖食品基本存在着高油、高盐、高糖的问题，而其中大量盐和各种酱料导致摄入过多钠，高钠摄入正是高血压和心脑血管疾病的"元凶"。不少人热衷于米线、面条、炒饭等主食，此类精米细面主食摄入过多会增加患 2 型糖尿病、高脂血症、高血压病、脂肪肝、胃炎、心脑血管意外等疾病的风险。

（2）外卖食物大多数存在搭配比例不科学、油腻、含盐多、肉多、主食多、蔬果少等情况，长期摄入这类高油高盐的食物，很容易变成"人间油物"。并且很多外卖都是大火烹饪、反复油炸，会导致食物失去原有的维生素（维生素 C、叶酸、维生素 B_1 等维生素会被高温损耗掉）和部分营养，经常食用会引起膳食纤维、维生素及矿物质摄入不足，导致便秘、牙龈出血和骨质疏松等问题。

（3）劣质的一次性餐盒在高温下会释放对人体有害的致癌物质。

（4）外卖商家鱼龙混杂，食品卫生和安全存在隐患。

（5）西餐外卖，以炸薯条、汉堡包、薄脆饼、烤猪肉等为代表，含有大量的丙烯酰胺。丙烯酰胺会损害人体中枢神经系统，可能诱发良性或恶性肿瘤。西式快餐使用的氢化油会影响人体内分泌系统，对健康不利。并且西式快餐还会引起体内激素变化，最终会诱发肥胖、性早熟等问题。

（6）寿司、生鱼片等日式外卖，食材的来源、新鲜度和质量都无法保证，生食容易诱发腹泻等胃肠道疾病、寄生虫病。

三、吃出健康

那么经常吃外卖的人群如何合理、均衡地饮食呢？

根据《中国居民膳食指南（2022）》推荐的"平衡膳食八准则"，轻体力劳动的成年人每天应坚持谷类为主的平衡膳食模式，每天的膳食应包括谷薯类、蔬菜、水果、畜禽鱼蛋类、奶类和豆类食物，平均每天应摄入 12 种以上食物，每周应摄入 25 种以上。成年人每天应摄入谷类食物 200 ~ 300 克（其中包含全谷物和杂豆类 50 ~ 150 克），薯类 50 ~ 100 克。

此外，成年人还应积极进行身体锻炼，保持健康体重。坚持日常锻炼，每周至少应进行 5 天中等强度、累计 150 分钟以上的身体锻炼；鼓励适当进行高强度有氧运动，加强抗阻运动，每周 2 ~ 3 天；减少久坐时间，每小时起来动一动。

蔬菜水果、全谷物和奶制品是平衡膳食的重要组成部分，应保证餐餐有蔬菜，每天摄入不少于 300 克的新鲜蔬菜，其中深色蔬菜应占至少 1/2。

天天吃水果，保证每天摄入 200 ~ 350 克的新鲜水果（果汁不能代替鲜果）。

吃各种各样的奶制品，摄入量相当于每天 300 毫升以上液态奶。

经常吃全谷物、大豆制品，适量吃坚果，适量吃鱼、禽、蛋、瘦肉。

每周最好吃鱼 2 次（300 ~ 500 克），蛋类 300 ~ 350 克，畜禽肉 300 ~ 500 克；少吃深加工肉制品；鸡蛋营养丰富，吃鸡蛋不弃蛋黄；少吃肥肉、烟熏肉和腌制肉制品。

培养清淡饮食习惯，少吃高盐和油炸食品；成年人每天摄入食盐不超过 5 克，烹调油 25 ~ 30 克；控制添加糖的摄入量，每天不超过 50 克，最好控制在 25 克以下；反式脂肪酸每天摄入量不超过 2 克；不喝或少喝含糖饮料。

合理安排一日三餐，定时定量，不漏餐，每天吃早餐；规律进餐，饮食适度，不暴饮暴食，不偏食挑食，不过度节食。足量饮水，少量多次。在温和气候条件下，低活动水平的成年男性每天应饮水 1700 毫升，成年女性每天应饮水 1500 毫升。推荐喝白开水或茶水，少喝或不喝含糖饮料，不用饮料代替白开水。

食物要选择那些新鲜的、营养素密度高的；学会阅读食品标签，合理选择预包装食品；学习烹饪，传承传统饮食，享受食物天然美味；在外就餐，不忘适量与平衡；食物制备生熟分开，熟食二次加热要热透；珍惜食物，按需备餐，提倡分餐不浪费。

建议日常生活中尽量在家就餐，健康饮食的同时也能享受一份烹饪美食带来的好心情。如果生活确实过于忙碌，没有时间自己烹饪，只能吃外卖时，也尽量做到以下几点：

（1）荤素搭配。点肉的同时配份蔬菜，不吃肉的可以选择蛋类和豆制品代替。饮料建议选择豆浆、淡茶或者益生菌酸奶，两餐间食用自备的水果更佳。保证肉、蛋、奶和蔬菜的摄入。

（2）选择健康烹调方式制作的食物。点外卖的时候尽量选择蒸、煮、炖等烹饪方式制作的食物，尽量少点油炸、膨化、烧烤类的食品，少点炒饭、面条、米线等精米白面，少点五花肉、肥牛、油豆腐等高脂肪食物，避开那些名字带"麻辣 / 香辣""口水""酥脆 / 香酥"字样的外卖，吃外卖时尽量不喝汤，这样做可以有效避免摄入过多的热量和盐。

（3）搭配粗粮。主食优选能搭配粗、杂粮的食物，如红薯、土豆、山药、糙米、玉米、红豆等。

（4）增加摄入膳食纤维。爱吃面食者点面食类外卖时，需注意多点一份蔬菜和餐间加点水果，以避免膳食纤维摄入不足。

最后推荐一款适合外卖一族的均衡膳食食谱。本次推荐的食谱中添加了一些药食同源的食物，如山楂、菊花、大枣、冬瓜等，用于茶饮和菜品。

山楂具有消食化积、行气散瘀的作用，因为山楂含脂肪酶，脂肪酶能促进脂肪消化，并能促进胃消化酶的分泌，进而起到促进消化的作用。另外，山楂具有扩张血管、增加冠脉血流量、改善心脏活力、降低血压和胆固醇、软化血管的作用，能够有效防治动脉粥样硬化、高血脂、冠心病、心绞痛等心血管疾病。

菊花具有疏散风热、平抑肝阳、清肝明目、清热解毒的作用。菊花有扩张冠状动脉，增加冠脉血流量的功效，能够降低心肌缺血，并且也能够降低血压，抑制毛细血管的通透性。而且菊花中含有锌和硒，能够增强人体的免疫功能。

大枣具有补中益气、养血安神的作用。

冬瓜具有利尿、清热、化痰、生津、解毒的作用。

通过正确合理地调配饮食，坚持下去，一样可以起到跟药物相似的效果，适当补充营养，增强免疫力，对经常食用外卖的人群非常有益。

外卖一族食谱示例

早餐	全麦面包（全麦面粉30克，高筋面粉60克） 煮鸡蛋（鸡蛋50克） 脱脂牛奶（300毫升） 凉拌海带丝（海带丝50克，大蒜3克）
茶饮	山楂菊花决明子茶（山楂9克，菊花6克，炒决明子9克）
中餐	红芸豆金银饭（红芸豆10克，小米10克，大米70克） 香菇炒芹菜（芹菜200克，香菇20克，淀粉5克） 洋葱西红柿烩牛肉（洋葱20克，牛肉80克，土豆50克，西红柿100克） 海带木耳汤（海带30克，木耳50克）
加餐	橙子200克，甜杏仁10克
晚餐	杂粮米饭（黑米10克，糙米25克，小米10克，高粱米10克） 芦笋豆腐干（芦笋100克，豆腐干30克，口蘑10克） 胡萝卜炒空心菜（胡萝卜150克，空心菜150克，青椒20克） 橘红蜇皮鸭肉汤（橘红5克，大枣3克，鸭肉30克，海蜇皮10克，冬瓜100克）
油、盐	全天总用量：植物油20克，盐5克

第五节　莫让酒精害了己
——应酬一族怎么吃？

一、你听过吗？

身高 1.7 米的张叔，体重 95 千克，是左邻右舍公认的"胖叔"。前不久，他被诊断出患有高血压病和血脂异常。可张叔一直没有弄明白，自己除了应酬多、爱喝酒，并没有其他不良嗜好，而且自己又不爱吃肉，平时还经常锻炼，可为什么就这么容易长胖呢？

小吴也有这样的困惑。大学毕业没几年，小吴的体重就增加了 15 千克。昔日玉树临风的身影被啤酒肚所代替，身体还要承受肥胖带来的各种疾患。在饮食方面，他现在跟在学校的时候没啥两样，反而有时候因为喝酒太多，饭量比原来小。作为一名销售人员，小吴的应酬很多，经常要出入各种饭局。为了谈业务，喝酒是必不可少的。加班回家晚的时候，偶尔还会吃个夜宵。今年去体检，小吴查出患了中度脂肪肝。

小吴查出患中度脂肪肝后，他的爱人很是忧心。咨询了医生之后，小吴的爱人也查了很多食谱，每天下了班就在家里做清淡可口的饭菜，希望把小吴的身体通过饮食的方式调理好。同时，还和小吴约法三章：出去聚会少饮酒，早起锻炼半个小时，晚上 11 点前睡觉。就这样坚持了一个月，小吴的气色好多了，每天都感觉神清气爽，近几年出现的啤酒肚竟也乖乖收了回去。邻居和同事见了都要夸上一句："你真是越来越年轻了！"听得小吴心里乐开了花。去医院复查，脂肪肝的程度也有所减轻。小吴拉着爱人的手，若有所思地说："健康才是最好的本钱啊！"

二、原来如此

酒主要有这几大类：白酒、啤酒、葡萄酒、黄酒等。虽然酒中不含脂肪，但其诱发肥胖的"功力"可不容忽视。

（一）为什么饮酒可导致肥胖？

1. 酒的能量系数高　酒是纯能量物质，1 克酒精在体内代谢可产生 7 千卡热量。我们看到的酒一般用度数来标识，那么如何通过酒精的度数来计算热量呢？可以通过下面的公式来计算：

酒的能量（千卡）= 酒精浓度（%）× 酒精密度（克/毫升）× 酒量（毫升）× 7

例如：以某 52 度白酒为例，其酒精浓度为 52%，酒精密度为 0.8 克/毫升，酒精的能量系数为 7，100 毫升这种酒在体内代谢产生的能量为：$52 \times 0.8 \times 100 \times 7 = 291.2$（千卡）。酒精的能量是纯热量，不含任何营养物质。在正常饮食的前提下喝酒，就可使摄入的能量超标，导致肥胖。

2. 酒精抑制代谢　机体可以储存很多营养物质，但不能储存酒精，因此当酒精进入体内后，机体会想办法排出它。90% 的酒精都在肝脏代谢，肝脏会优先开启解酒功能，最终将酒精分解成二氧化碳和水排出体外。当肝脏优先处理酒精时，对其他营养素如糖、脂肪、蛋白质等的代谢作用就会减弱甚至中止，这些产能营养素就会转化成脂肪囤积在体内，导致肥胖。

3. 喝酒容易超量　酒是液体，饮用后无饱腹感，容易超量饮用，原因如下：

（1）酒精抑制大脑生成抗利尿激素，会促进排尿，导致口渴，越渴越想喝。

（2）酒精会抑制中枢神经系统，导致自制力下降，越喝越凶。

4. 喝酒多在夜间　在繁忙的生活节奏下，人们白天都在忙工作，所以喝酒大多在晚上。从下班喝到深夜者比比皆是，而这段时间正是一天当中能量消耗最少、最容易贮存脂肪的时刻。喝完酒后很快入睡，能量无法得到消耗，就会变成脂肪囤积起来。

（二）哪些人应禁酒？

以酒精量计算，成年人一天摄入的酒精不宜超过 15 克，任何形式的酒精对人体健康都无益处。

孕妇、哺乳女性不应饮酒。研究显示，酒精对胎儿脑发育具有毒性作用。孕妇饮酒，即使是少量饮酒，也可能会给胎儿带来不良后果，酗酒更会导致胎儿畸形。酒精会通过乳汁影响婴儿健康，可能造成婴儿的某些认知功能障碍，如注意力不集中和记忆障碍等，所以孕妇、哺乳女性应禁酒。

青少年不应饮酒。青少年正处于生长发育阶段，各脏器功能还不完善，此时饮酒对身体的损害尤为严重。即便是少量饮酒，其注意力、记忆力、学习能力也会受损，思维速度会变得迟缓。特别是青少年对酒精的解毒能力弱，饮酒轻则会头痛，重则会造成昏迷甚至死亡。

（三）特定职业或特殊人群应控制饮酒

长期饮酒会让人丧失动作协调性，所以有些特定职业是严禁饮酒的，例如高空作业、精密仪器操控等需要注意力集中和需要技巧的工种。

有的人对酒精过敏，微量饮酒就会出现头晕、恶心、出冷汗等不良反应。正在服用头孢类药物者，患有高脂血症、胰腺炎、肝脏疾病等慢性疾病者，都不应饮酒。尿酸过高者不宜大量喝啤酒，以减少痛风发作风险。过量饮酒还会导致交通事故及暴力行为的增加，对个人健康和社会安定都是有害的，应该严禁酗酒，酒后不开车。

（四）提倡文明就餐，成年人饮酒应限量

每个人对于酒精的耐受程度有差异，有些人喝一点酒就会产生过敏反应，甚至昏迷；有些人虽然耐受力强，但过度饮酒对身体产生很大损害，可导致急、慢性酒精中毒及酒精性脂肪肝，严重时还会造成酒精性肝硬化。过量饮酒还会增加高血压病、脑卒中等疾病的发生风险，任何形式的酒精对人体都无益处。

中国营养学会建议，成年人每天饮酒的酒精量不超过 15 克，相当于啤酒 450 毫升或葡萄酒 150 毫升，或高度白酒 30 毫升。

三、吃出健康

首先，在饮酒之前要及时进食一些主食，如米饭、馒头、面条等，避免空腹饮酒。其次，勿将酒与碳酸饮料如可乐、汽水等混在一起喝，因为饮料中的成分能加快身体吸收酒精。更不能将各种酒混在一起喝，因为各种酒成分、含量各不相同，相互混杂，发生化学反应，使人饮后易醉、头痛。

饮酒时，牢记"慢、少、多"的原则。"慢"是指慢慢下肚，不能大口大口猛喝；"少"是指每次喝的分量小，不能每次一杯斟满；"多"是指食饮结合，在饮酒的同时吃点主食、豆制品等保护胃和肝脏。喝酒时应多吃绿叶蔬菜，其中的抗氧化剂和维生素可防止酒精对肝脏的损害；还可吃点豆制品，其中的卵磷脂能保护肝脏。

饮酒之后，尽量饮用热汤，如用姜丝炖的鱼汤，解酒效果较佳。酒后切勿以浓

茶醒酒，因为浓茶中的茶碱可使血管收缩、血压上升，反而会加剧头痛。可以吃水果或者喝果汁，因为水果和果汁中的酸性成分可以中和酒精。也可以多喝水，促进酒精排出体外。

饮酒过量出现头痛、肠胃不适的人，则可以洗个热水澡，吃顿清淡的早餐，补充大量的水分，然后充分睡眠。

（一）经常喝酒的人可以多吃以下几种食物

1. **柿子**　柿子里面含有大量的果糖，可以使酒精氧化，加快酒精分解代谢。

2. **甘蔗**　甘蔗营养丰富，80% 以上都是水分。喝酒后吃甘蔗可以补充酒精带走的水分，可以解酒，还可以改善过度饮酒造成的皮肤油腻或起皮的症状。经常喝酒的人吃甘蔗，可以减少酒精对肝脏的损伤。吃甘蔗的时候可以用榨汁机榨成果汁，效果更佳。

3. **鲜橙**　橙子营养丰富，有大量的维生素 C，能够增强抵抗力，增加毛细血管的弹性，保护肝脏。经常饮酒的人吃橙子可以降低患"三高"的可能性，还可以保护肝脏少受酒精的损伤。注意不要食用过多，一日一个即可。

4. **蜂蜜**　蜂蜜中含有的果糖可以促进酒精分解吸收，减轻饮酒后头痛的症状，尤其是红酒引起的头痛。另外，蜂蜜还有催眠作用，能使人很快入睡，第二天起床后也不会头痛。

5. **葡萄**　新鲜葡萄治酒后反胃、恶心，如果在饮酒前吃，还能有效预防醉酒。

6. **酸奶**　酸奶钙含量丰富，能保护胃黏膜、延缓酒精吸收，对缓解酒后烦躁尤其有效。

7. **香蕉**　香蕉治酒后心悸、胸闷。酒后吃根香蕉，能增加血糖浓度，降低酒精在血液中的比例，达到解酒目的。同时，它还能减轻心悸症状、消除胸口郁闷。

8. **橄榄**　橄榄治酒后厌食。橄榄自古以来就是醒酒、清胃热、促食欲的"良药"，既可直接食用，也可加冰糖炖服。

饮酒者要养肝护肝，可以从饮食方面做起，可以通过在一日三餐中添加一些补益肝肾的美食来达到滋养肝肾的目的。下面这些食谱都是有养肝作用的，可以在三餐中多吃。

（二）药膳方

药膳方一：枸杞叶猪肝粥

食材：枸杞叶 50 克，猪肝 100 克。

做法：将猪肝用盐洗净后切片备用，锅内加适量清水和大米煮成粥，将枸杞叶放进去稍微煮几分钟后，将猪肝和姜丝一起放入粥内煮至猪肝熟即可关火，加上食盐、香油、胡椒粉等调料拌匀即可食用。

功效：猪肝补血，枸杞叶清热降火，两者搭配能补肝明目。

药膳方二：菊花粥

食材：菊花 10 克，大米 50 克。

做法：取适量干菊花洗净，然后和大米一起放入锅中加清水熬成粥，加些冰糖调味食用即可。

功效：菊花有清肝明目的作用，菊花粥可以降肝火、养肝气。

药膳方三：桑葚粥

食材：桑葚（干）15 克，糯米 50 克。

做法：将桑葚洗干净后，和等量糯米一起放入锅内，加适量冰糖一起熬成粥食用。

功效：桑葚益肝肾，和糯米一起熬粥效果更佳。

药膳方四：五味子粥

食材：五味子 5 克，大米 50 克。

做法：将大米和五味子一起煮成粥食用即可。

功效：有养肝补肾、护胃解酒的作用。

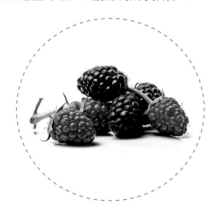

药膳方五：葛花水

食材：葛花 6 克。

做法：将中药葛花用开水冲泡饮用即可。

功效：葛花有护肝解酒的作用。

药膳方六：菠菜猪肝汤

食材：菠菜 50 克，猪肝 50 克。

做法：猪肝洗净后切片，用食盐、胡椒粉和少量淀粉腌制 10 分钟；菠菜焯水捞起。腌制好的猪肝也放入开水中焯烫半分钟捞起，另起一锅加入高汤烧开，将猪肝和姜片放入其中稍煮，最后放入菠菜、枸杞、香油等料即可。

功效：补肝养血。

药膳方七：养肝茶

食材：山楂 3 克，菊花 3 克，枸杞 6 克，炒薏米 3 克。

做法：将山楂、菊花、枸杞和炒熟的薏米一起放入杯中加开水焖泡出味后饮用。

功效：养肝排毒、清肝明目。

药膳方八：桑葚桂圆糯米粥

食材：桑葚 5 克，桂圆 20 克，糯米 25 克，大米 25 克，枸杞 6 克，冰糖适量。

做法：将桑葚、桂圆、糯米、大米、枸杞、冰糖等一起放入锅中，加清水熬成粥即可。

功效：滋阴补血、补益肝肾。

第三章

常见病人群
怎么吃

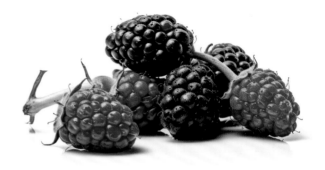

第一节　改变不良饮食习惯
——高血压人群怎么吃？

一、你见过吗？

　　王先生今年35岁，最近他总是感觉头晕、乏力、疲倦，于是到医院就诊。经过医生的详细检查，王先生被告知患有高血压病。王先生和家人都表示很惊讶："我们并没有高血压病家族史呀！高血压不是年纪大了才会得吗？"

　　医生经询问了解到，王先生自24岁开始从事办公室工作，平时的工作以静坐为主，经常加班，下班后很少主动运动，导致王先生体形偏胖。且其平时爱好打游戏，经常熬夜，作息很不规律；每周工作6天，工作日常在外就餐。他的饮食单调且比较固定：早餐通常是油条、鸡蛋、咸菜和小米粥；午餐一般是米饭套餐，常吃的菜是红烧茄子、土豆丝、红烧肉；晚餐一般为肉丝面。

　　谈及自己的饮食习惯时，王先生说："我从小就不爱吃蔬菜，尤其不喜欢吃各种青菜，水果吃得也较少，对杂粮不感兴趣。我最爱吃各种油炸的和红烧肉类食物。由于常年在外就餐，导致其口味偏重，休息日吃自己家的饭总觉得没味道。"

　　被问及是否抽烟、喝酒，王先生自述："由于平时工作压力大，每天会抽一包烟、喝两瓶啤酒。喝完感觉轻松一点，所以这个习惯就保持了下来。"

　　听到这里，医生说："你不是疑惑自己为什么会患高血压病吗，经常熬夜、作息不规律、重油重盐饮食、不吃蔬菜水果、膳食结构不合理、抽烟喝酒等不良生活习惯就是你患高血压病的诱因。"

二、原来如此

　　医生分析，王先生之所以在这么年轻且没有家族史的情况下患高血压病，与其日常高盐、高油饮食，蔬菜、水果摄入不足，缺乏运动，作息不规律，以及抽烟、饮酒等不良生活方式密切相关。

除了日常服用降压药物外，合理膳食、适量运动、规律作息、戒烟限酒等良好的生活方式对预防和控制血压都有至关重要且不可替代的作用。具体可以参照以下建议：

（一）减钠增钾，饮食清淡

钠盐摄入过多可增加患高血压风险。《中国居民膳食指南（2022 版）》建议成人每人每日食盐摄入量应逐步降至 5 克以下。我国居民膳食中，75% 以上的钠来自家庭烹调盐，其次为高盐调味品，如酱油、味精、鸡精等。随着膳食模式的改变，加工食品也成为重要的钠盐摄入途径，如咸菜、各种肉类罐头、香肠、腊肉、饼干、糕点等。所有高血压患者均应采取各种措施，限制来源于各类食物的钠盐摄入。增加膳食中钾摄入量可降低血压，建议增加富钾食物（如新鲜蔬菜、水果和豆类等）的摄入量。肾功能良好者，可选择高钾低钠盐。不建议服用钾补充剂（包括药物）来降低血压，肾功能不全者补钾前应咨询医生。

减少盐的摄入量，可从以下几个方面入手：

1. **用盐量化**　使用限盐勺、限盐罐进行量化，并逐渐减少用量，培养清淡口味。

2. **替代法**　烹调时多用醋、柠檬汁、香料、葱、姜、蒜等调味品替代一部分盐和酱油。

3. **肉类适量**　烹饪肉类时需要使用的盐较多，肉类摄入适量可减少盐的摄入。

4. **烹饪方法多样**　多采用蒸、烤、煮等烹调方式，既可享受食物天然的味道，也可减少盐的用量。

5. **警惕"隐形盐"**　少吃高盐零食，警惕酱油、酱类、咸菜等高盐食品中看不见的盐。高盐食品指钠含量 ≥ 800 毫克 /100 克的食品（1 克盐 =400 毫克钠）。我们在日常生活中要学会看营养标签，尽量不吃钠超过 30%NRV（营养素参考值）的食品。

6. **注意脂肪和胆固醇摄入**　膳食中的饱和脂肪酸可以升高血脂和血清胆固醇水平，从而增加高血压患者发生冠心病、脑卒中的风险。因此，高血压患者要注意限制脂肪和胆固醇的摄入量，包括油炸食品和动物内脏。少吃加工红肉制品，如培根、香肠、腊肠等。成年人植物油每人每天用量控制在 25 ~ 30 克，可以用控油壶进行量化，并经常更换烹调用油种类。

针对王先生的情况，医生建议其减少在外就餐频次，尽量从家带饭，方便控油控盐；在外就餐时提醒卖家减少油盐等烹调用料的添加量，或用清水涮洗高油高盐的蔬菜，减少油盐摄入量；少吃或不吃油炸食品和咸菜。

（二）合理膳食，均衡营养

合理膳食应该做到每日膳食平衡，由五大类食物组成：谷薯类，包括谷类（含全谷物）、薯类与杂豆；蔬菜和水果；动物性食物，包括畜、禽、鱼、蛋、奶；大豆类和坚果；烹调油和盐。合理膳食是指在平衡膳食的基础上，根据患者自身状况，调整优化食物种类和重量，满足自身健康需要。高血压病患者应该遵循合理膳食原则，丰富食物品种，合理安排一日三餐。

推荐高血压病患者多吃含膳食纤维丰富的蔬果，且深色蔬菜要占到总蔬菜量的一半以上，蔬菜和水果不能相互替代，摄入适量的谷类、薯类，其中全谷物或杂豆占谷类的 1/4~1/2；适当补充蛋白质，可多选择奶类、鱼类、大豆及其制品作为蛋白质来源；限制添加糖摄入。

医生针对王先生的情况，在饮食上给出建议：

（1）米粥或米饭选择混合米，增加食物品种的多样性和粗细搭配。

（2）蔬菜类应该增加红黄色及深绿色蔬菜的摄入量和频率。

（3）适当增加鱼虾等水产品、豆制品、奶制品及瘦肉的摄入，减少肥肉的摄入。

（三）吃动平衡，健康体重

推荐将体重维持在健康范围内。正常成年人体重指数（BMI）在 18.5~23.9 千克/米^2（65 岁以上老年人 20.0 ~ 26.9 千克/米^2），建议所有超重和肥胖的高血压患者减重。控制体重，包括控制能量摄入和增加体育锻炼。

提倡进行规律的中等强度有氧运动，成年人可选择快走、慢跑、打乒乓球、打羽毛球、打篮球、跳舞等，老年人可选择中速走、打乒乓球、打羽毛球、跳广场舞等。减少静态行为时间，每小时起来动一动；利用上下班时间运动，如骑自行车上下班。建议非高血压人群（为降低高血压发生风险）或高血压患者（为降低血压）除日常活动外，应有每周 4~7 天、每天累计 30~60 分钟的中等强度活动。运动要循序渐进、量力而行，贵在坚持。

（四）戒烟限酒，心理平衡

戒烟可降低心血管疾病风险，强烈建议高血压患者戒烟，不饮或限制饮酒。即使少量饮酒，也会对健康造成不良影响。过量饮酒则显著增加高血压的发病风险，且其风险随着饮酒量的增加而增加。建议高血压患者不饮酒，饮酒者尽量戒酒。

（五）减轻精神压力，保持心理平衡

精神紧张可激活交感神经，从而使血压升高。高血压患者应进行压力管理，避免由精神压力导致血压波动。规律作息，保证充足睡眠，不熬夜。

（六）监测血压，自我管理

定期监测血压，了解血压状态；生活方式干预方面，坚持长期治疗，自我管理。

三、吃出健康

（一）谷类和薯类

增加全谷物和薯类食物摄入，粗细搭配。推荐成年居民每天摄入大米、小麦、玉米、小米等谷类食物 200~300 克（包含全谷物和杂豆类 50~150 克）；红薯、山药等薯类 50~100 克；少食用或不食用加入钠盐的谷类制品，如咸味面包、方便面、挂面等。

（二）动物性食物

选择鱼、禽、蛋和瘦肉，平均每天 120~200 克，少食用或不食用高盐、高脂肪、高胆固醇的动物性食物。推荐吃各种各样的奶制品，每天摄入 300 毫升以上液态奶。

（三）大豆及豆制品

每日食用适量的大豆及豆制品，如大豆、青豆、豆腐、豆浆、豆腐干等。推荐每日摄入大豆 15~25 克，相当于豆浆 220~360 克或者南豆腐 84~140 克，其他豆制品按蛋白质含量折算。少食豆豉、豆瓣酱、腐乳等。

（四）蔬菜和水果

每日摄入新鲜蔬菜 300 ~ 500 克，至少 3 种，最好 5 种以上，且深色蔬菜要占到总蔬菜量的一半以上。推荐摄入富钾蔬菜，如菠菜、芥蓝、莴笋叶、空心菜、苋菜等。每日摄入水果 200~350 克，至少 1 种，最好 2 种以上。

（五）坚果

推荐食用原味坚果，每周 50~70 克。食用坚果时应注意控制摄入的总能量，合并超重和肥胖者应注意避免脂肪摄入过多。

（六）油脂

优先选择富含不饱和脂肪酸的菜籽油、亚麻籽油、橄榄油、葵花籽油、玉米油等。推荐交替使用不同种类的植物油，每天控制在 25~30 克。少食用或不食用油炸和含反式脂肪酸的食品（糕点类、酥皮类、奶油类及油炸类食品含反式脂肪酸）。

（七）酒

不宜饮酒，饮酒者尽量戒酒。即使少量饮酒也会对健康造成不良影响。

（八）水、饮料

不宜饮用含糖饮料，推荐白开水，保证摄入充足水分。在温和气候条件下，活动量小的成年人每天应喝水 1500~ 1700 毫升。

（九）调味品

减少摄入食盐及含钠调味品（酱油、酱类、蚝油、鸡精、味精等），每日钠摄入量不超过 2000 毫克（相当于食盐 5 克）。

（十）其他

少食用或不食用特别辛辣和刺激性的食物，不推荐饮用浓茶和浓咖啡。

食谱举例——

早餐

杂粮馒头（荞麦面粉 25 克，面粉 50 克）

牛奶（250 毫升）

煮鸡蛋（鸡蛋 50 克）

香蕉（120 克）

中餐

杂粮饭（黑米 25 克，大米 50 克）

蒜苗肉丝（蒜苗 100 克，猪瘦肉 50 克）

白灼西蓝花（西蓝花 100 克，虾皮 5 克）

圣女果（100 克）

晚餐

米饭（大米 50 克）

菠菜香菇凉拌菜（菠菜 100 克，香菇 30 克）

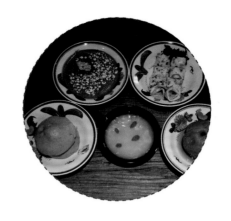

西红柿土豆牛肉煲（牛肉 50 克，西红柿 50 克，土豆 40 克）

油、盐全天总用量：植物油 25 克，盐 4 克。

第二节　控糖没有那么简单
——糖尿病人群怎么吃？

一、你见过吗？

老王今年光荣退休了。退休那天，全家专门到饭店庆祝了一番，祝贺辛苦了大半辈子的老爷子终于可以好好享受生活了。

老王工作时担任领导职务，少不了各种应酬。日积月累，体重逐渐上涨，日渐发福的老王没少被同事调侃。退休以后，老王的应酬少了，生活规律了，身材也越发苗条。

俗话说"千金难买老来瘦"，本以为变瘦是件好事，家人也没有特别在意。直到一次上街遛弯儿，老王碰上了以前的同事。同事吃惊地问："老王，你咋瘦成这了，跟换了个人似的，还是去医院看看吧。"

老王想想也是，便来到医院。一番检查下来，自己竟患上了糖尿病。医生给老王制订了治疗方案，并交代老王要合理饮食、规范用药、适度运动、监测血糖等注意事项。回到家，老王便开始了自己的"抗糖之旅"。

为了把血糖控制在理想范围，老王除了严格遵医嘱，还额外给自己"加码"——不仅每餐吃得特别少，而且改吃素食，还戒掉了所有的零食、水果。

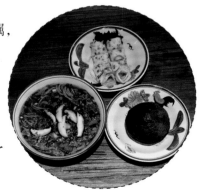

日子一天天过去了，转眼到了去医院复查的时间。这一次，血糖的各项相关指标虽然勉强达标了，但是老王看上去精神不振，气色、状态也不如以前，完全没有了以前气宇轩昂、意气风发的模样。

医生问起原因，老王也满脸委屈："为了控糖，我每天把日子过得苦兮兮的。之前一日三餐有滋有味、精神矍铄；现在茶饭不香、有气无力。到底怎么回事呢？"

二、原来如此

糖尿病是一组以慢性血糖水平增高为特征的代谢性疾病，是由机体胰岛素分泌缺陷和（或）胰岛素作用缺陷所引起的。根据病因不同，糖尿病可分为 1 型糖尿病、2 型糖尿病、妊娠糖尿病和其他特殊类型糖尿病。

糖尿病的患病率随着人们生活水平的提高、人口老龄化、生活方式改变而迅速增加，呈逐渐增长的流行趋势。

糖尿病的危险因素多与不合理膳食相关，包括长期高糖、高脂肪、高能量膳食等。

随着年龄增加，老年人的生理心理会出现一系列变化，主要体现在代谢能力下降，呼吸、心脑功能衰退，视觉、听觉及味觉等感官反应迟钝，肌肉衰减等。这些变化会影响老年人摄取、消化食物和吸收营养物质的能力，使他们容易出现蛋白质、微量营养素摄入不足的问题。

如果此阶段老年人同时又罹患了糖尿病，糖尿病本身带来的碳水化合物、脂肪、蛋白质等全身性的代谢紊乱，也会引起多系统损害，导致眼、肾、心脏、血管、神经等组织器官的慢性损害、功能障碍，如果出现血糖波动，就会加重上述症状。

因此，帮助糖尿病患者制订合理的营养计划和形成良好的饮食习惯，通过良好的营养供给改善患者的健康状况，不仅能够有效控制血糖，还能够减少急性和慢性并发症的风险。

结合老王的饮食特点，医生给了老王 5 条建议：

一是主食定量，粗细搭配，增加全谷物及杂豆类。其中全谷物、杂豆类应占主食摄入量的 1/3。二是适当增加优质蛋白的摄入。优先选择鱼禽肉，每周可以吃鱼类 2 次或者 300 ～ 500 克，适量吃畜肉，大豆也是优质蛋白的良好来源。三是多吃蔬菜，适量吃水果。四是合理选择零食。可选择少量坚果，平均每天 10 克左右。五是保持良好心态。保证心理健康是糖尿病管理中的重要环节，患者要保持情绪稳定、愉悦，尽早发现和缓解不良情绪，保证充足的高质量睡眠。可采用深呼吸转移注意力，适当宣泄情绪，学会让步，适当放松自己，也可以用音乐疗法、香熏疗法等方法调整心态。

三、吃出健康

糖尿病综合治疗的"五驾马车"分别是健康教育、营养治疗、运动治疗、药物治疗、病情监测，其中营养治疗是控制血糖最基本、最有效的治疗措施之一。

糖尿病患者每天最纠结的就是该怎么吃、吃什么、吃多少的问题。俗话说"没有绝对坏的食物，只有绝对坏的吃法"。

（一）为糖尿病患者制订食谱要遵循的几个原则

1. 能量平衡原则 即摄入量约等于消耗量，控制超重、肥胖和预防消瘦。糖尿病患者要特别注重保持体重在理想范围，定期测量体重，体重指数控制在 20.0 ~ 26.9 千克 / 米 ^{2} 范围。

肥胖患者同时还要注意积极运动，改善体质和胰岛素敏感性。每周运动至少 5 天，每次 30 ~ 45 分钟，中等强度运动要占 50% 以上，循序渐进、持之以恒。运动不仅对控制血糖大有益处，对整个身体健康都有非常重要的作用。

减重后可以改善胰岛素抵抗、控制血糖。消瘦或营养不良的患者，应在营养指导人员的指导下通过增加膳食能量、蛋白质的供给，结合抗阻运动，增加体重，达到和维持理想体重。老龄患者应特别注意预防肌肉衰减并保持健康体重。

2. 平衡膳食原则 糖尿病患者要注意调整食物多样，平均每天摄入 12 种以上食物，每周 25 种以上，保证食物多样。比如主食（谷薯杂豆类）每天 3~5 种，蔬菜水果每天 4~6 种，鱼蛋禽畜肉每天 3~5 种，奶大豆坚果每天 2~3 种。主食定量，不宜过多，优选全谷物和血糖指数低的食物，其中全谷物和杂豆类等低血糖指数食物，应占主食的 1/3 以上。

血糖指数是衡量食物对血糖影响的相对指标，选择低血糖指数食物有利于餐后血糖控制，在选择主食或谷物类食物时，可参考常见食物的血糖指数表。

3. 个体化原则 以个人饮食习惯为基础，结合性别、年龄、身高、体重、血糖、尿糖、有无并发症、劳动强度、季节、生长发育期或孕期等情况制订总能量摄入量。

就算吃相同的食物，每个人因年龄、体质不同，餐后血糖也都不同。因此，糖尿病患者想要摸清进食的升糖规律，需要将餐前和餐后的血糖做对比，以了解自己进餐后的血糖变化。

推荐糖尿病患者膳食能量的宏量营养素占总能量比分别为：蛋白质 15% ～ 20%，碳水化合物 45% ～ 60%，脂肪 20% ～ 35%。

（二）糖尿病患者日常饮食也有一些小技巧

1. 定时定量进餐　三餐时间要相对固定，避免过度饥饿引起饱食，中枢反应迟钝而导致的进食过量。加餐安排可以根据血糖情况在医生建议下酌情调整。注意适当增加膳食纤维摄入量，控制进食速度，养成细嚼慢咽的习惯，使唾液分泌增多，增加饱腹感。不论在家或在外就餐，不暴饮暴食，不随意进食零食、饮料。

2. 调整进餐顺序　养成先喝汤，然后吃蔬菜，再吃肉类，最后吃主食的习惯。

3. 口味淡一点　糖尿病前期患者和所有糖尿病患者都应该清淡饮食，控制油、盐、糖的摄入量。烹饪可以使用不粘锅，减少食用油的使用量；烹调时少放盐，可以用醋、葱、姜、蒜等调味；清淡饮食，限制饮酒，维持血糖稳定，有利于防治糖尿病并发症的发生、发展。

4. 食物粗一点　蔬菜不切小块，水果不榨汁，食物不煮太烂。

（三）糖尿病患者的日常食谱

食谱一：西红柿虾皮紫菜滑肉汤

食材：瘦肉适量，西红柿 2 个，鸡蛋 1 个，虾皮、紫菜适量，植物油、盐、姜片各适量。

做法：

（1）西红柿洗净，切小块；瘦肉洗净、切片，加入适量盐和面粉，搅拌均匀后，再加入鸡蛋液搅拌。

（2）锅内倒油烧热，放入虾皮、姜片炒香；倒西红柿翻炒，出汁后加适量清水；煮沸后，将瘦肉一片一片放入锅内，浮起时用勺子搅拌一下，紫菜撕成片放入锅内，熟后用盐调味即可。

食谱二：竹笋炒豆腐

食材：鲜竹笋 100 克，嫩豆腐 100 克，豆油 10 克，葱 15 克，酱油 5 克，蒜 15 克，盐、花椒粉各适量。

做法：

（1）将鲜竹笋切片，豆腐切块，备用。

（2）在锅中加入少许豆油，烧热后，先倒入竹笋翻炒1分钟左右，再放入豆腐，加酱油，翻炒几下。

（3）加入各种调料，并倒入少量凉开水，关小火，慢烧至水开即成。

（四）《成人糖尿病食养指南（2023年版）》的几个药膳方

药膳方一：胡桃仁炒韭菜

食材：胡桃仁60克，韭菜150克。

做法：先用麻油将胡桃仁炒熟，然后放入韭菜翻炒，待韭菜熟后加盐即可食用。

功效：健脾益胃，温补肾阳。

药膳方二：黑豆黄芪枸杞汤

食材：黄芪10克，黑豆10克，枸杞子10克，生姜3克，盐适量。

做法：黑豆泡发，与其他食材一起，加清水，小火煮至熟透，佐餐食用。

功效：补气升阳，滋补肝肾。

药膳方三：竹荪山药煲冬菇鸡

食材：竹荪10克，山药30克，冬菇15克，胡萝卜30克，鸡肉50克，生姜3克，盐适量。

做法：干竹荪切除菌盖后泡发，冲洗后焯水。山药、胡萝卜切块，与泡发的冬菇和鸡肉放入汤煲中，加适量水，大火滚15分钟后改小火煮30分钟。加入竹荪再煮20～30分钟，佐餐食用。

功效：益肾气，健脾胃，增强免疫，有利于控制血糖。

药膳方四：粉葛根生鱼汤

食材：粉葛根适量、生草鱼或鲤鱼1条、姜丝、油盐适量。

做法：粉葛根洗净，切小块；生草鱼或鲤鱼去鳃及内脏；加水适量共煲，鱼熟后加入姜丝、油盐调味。食鱼饮汤，每日或隔日1次，有舒筋活络、益气和血、缓解肌痛等功效，适用于劳力过度后肌肉酸痛、颈肌胀痛者。

功效：补脾益胃，生津止渴，升阳止泻，通经活络。

第三节　尽量保持清淡饮食
——高血脂人群怎么吃？

一、你见过吗？

在医院，很多高血脂患者百思不得其解地问医生："我怎么会得高血脂呢？我没有任何不舒服的症状呀！"

家住杭州的林先生就是这样。林先生今年40多岁，正值壮年，却在体检时被诊断为动脉粥样硬化。医生经过详细检查和询问病史，发现导致林先生动脉粥样硬化的罪魁祸首是高血脂。

林先生经营着一家公司，经常需要出差，吃饭没有固定的时间点，生意场上也不乏喝酒应酬。浓油赤酱的红烧肉是林先生的最爱，几天不吃就想得慌。林先生的爱人多次劝说："少吃点，红烧肉的油脂含量高，吃多了会导致血液黏稠，容易诱发高血脂。"

林先生总是摇头说："就好这一口啊！工作累了，吃上几口红烧肉，别提多满足了！"听林先生这么说，其爱人只好作罢。

没过多久，林先生发现早晨起床时头脑不清醒，晕乎乎的，但吃了早饭就可改善；午后极易犯困，夜晚又很清醒；看东西还变得模糊起来。林先生这下不敢大意，连忙到医院就诊。医生在进行详细检查之后告诉他，这就是高脂血症的早期症状，林先生这是患上了"高血脂"。

针对林先生的病情，医生给出了饮食建议。不过由于林先生事务繁忙，并没有严格遵医嘱，直到被查出动脉粥样硬化，林先生才后悔不迭。

二、原来如此

"高血脂"即高脂血症，通常指血浆甘油三酯、总胆固醇、低密度脂蛋白胆固醇升高，其在动脉粥样硬化、糖尿病的发展过程中起重要作用，也是冠心病的独立危险因素。

血浆中的脂类主要分为 5 种：甘油三酯、磷脂、胆固醇酯、胆固醇，以及游离脂肪酸。高血脂的危险因素多与不合理膳食相关，如摄入过量的饱和脂肪酸或反式脂肪酸等。

《中国居民膳食指南（2022）》对高血脂人群的日常饮食提出了 7 条原则和建议。

1. 吃动平衡，保持健康体重　高血脂人群在满足每日营养需要的基础上，通过改善饮食结构，控制能量摄入，减少体脂含量，可有效控制血脂。尤其是超重和肥胖人群，应通过控制能量摄入减重，每天可减少 300 ~ 500 千卡的能量摄入。

除部分不宜进行运动的人群外，高血脂人群无论是否肥胖，建议每周进行中等及中等以上强度的体育锻炼 5 ~ 7 次，每次 30 分钟。快走、跑步、游泳、爬山和球类运动等均可，每天至少消耗 200 千卡热量。对于稳定型心绞痛患者，应先进行运动负荷试验，充分评估其安全性后，再进行身体活动。运动强度宜循序渐进、量力而行，以运动后第二天感觉精力充沛、无不适感为宜。

2. 调控脂肪，少油烹饪　限制总脂肪、饱和脂肪、胆固醇和反式脂肪酸的摄入，是防治高血脂和动脉粥样硬化性心血管病的重要措施。

脂肪摄入量以占总能量的 20% ~ 25% 为宜，高血脂者更应尽可能减少每日脂肪的摄入总量。以成年人每日能量摄入 1800 ~ 2000 千卡为例，相当于全天各种食物来源的脂肪摄入量（包括烹调油、动物性食品及坚果等食物中的油脂）在 40 ~ 55 克之间。每日烹调油应不超过 25 克。

3. 食物多样，蛋白质和膳食纤维摄入充足　在控制总能量及脂肪的基础上，选择食物多样的平衡膳食模式，食物每天应不少于 12 种，每周不少于 25 种。

碳水化合物摄入量应占总能量的 50% ~ 60%，以成年人每日摄入能量 1800 ~ 2000 千卡为例，相当于全天碳水化合物摄入量在 225 ~ 300 克之间。

应在主食中适当控制精米面的摄入，适量多吃含膳食纤维丰富的食物，如全谷物、杂豆类、蔬菜等。膳食纤维在肠道与胆酸结合，可减少脂类的吸收从而降低血胆固醇水平。同时，高膳食纤维可降低血胰岛素水平，提高人体胰岛素敏感性，有利于脂质代谢的调节。推荐每日膳食中包含 25 ~ 40 克膳食纤维（其中 7 ~ 13 克水溶性膳食纤维）。

多食新鲜蔬菜，推荐每日摄入 500 克，深色蔬菜应当占一半以上；推荐每日摄入新鲜水果 200～350 克；蛋白质摄入应充足，动物蛋白摄入可适当选择脂肪含量较低的鱼虾类、去皮禽肉、瘦肉等；奶类可选择脱脂或低脂牛奶等。提高大豆蛋白等植物性蛋白质的摄入，每天摄入含 25 克大豆蛋白的食品，可降低发生心血管疾病的风险。

4. 少盐控糖，戒烟限酒 高血脂是高血压病、糖尿病、冠心病、脑卒中的重要危险因素，为预防相关并发症的发生，要将血脂、血压、血糖控制在理想水平。高血脂人群膳食除了控制脂肪摄入量，还要控制盐和糖的摄入量。

培养清淡口味，食盐用量每日不宜超过 5 克。同时，少吃高盐食品。限制单糖和双糖的摄入，少吃甜食，添加糖摄入不应超过总能量的 10%，肥胖和高血脂者糖摄入应更低。

5. 因人制宜，辨证施膳 高血脂多是过食油腻甘甜、醇酒厚味导致痰浊内生、脏腑失调、气不化津、痰浊阻滞，或气机不畅、脉络瘀阻，常常有虚有实，虚实相兼。长期过量食用油腻和甘甜的食物会让人产生内热、胸腹胀满，导致肥胖，引发各种疾病，高血脂人群尤应注意。饮食不可过烫、过凉，要做到寒温适中、规律进食，勿饥饱不均。

6. 因时制宜，分季调理 春季阳气上升，万物萌发，膳食应当以护阳保肝为主，多食时令蔬菜（如芹菜、芦笋等），可适当食用具有疏肝理气、养肝清肝作用的食药物质，如佛手、生麦芽、菊花等。注意忌过食寒凉、黏滞、肥腻之物。

初夏天气渐热，阳气旺盛，膳食当以益气清心为主。可适当食用鸭肉、鱼类、兔肉、小麦、绿豆、豆腐及时令蔬菜瓜果。长夏乃夏秋之交，地气升腾，气候潮湿，故长夏主湿。膳食应以清利湿热、健运脾胃为主。长夏所食之物应清淡、少油腻，要以温食为主。适当食用健脾化湿作用的食药物质，如橘皮、薏苡仁、白扁豆、赤小豆、莱菔子等。

秋季气候多变，燥胜地干。秋季膳食当以滋阴润肺为主，可适当食用具有滋阴作用的食药物质，如桑葚、黑芝麻、乌梅、百合等。秋燥易伤津耗液，故秋天应少吃辛辣、煎炸、油腻及热性食物。

冬季天寒地冻，万物收藏。冬月食养重在散寒邪，补肾阳，可适当食用羊肉等性质偏温的食物，以及具有滋阴补肾作用的食药物质，如枸杞子、黄精、山茱萸等。冬天忌食生冷之物，以防阳伤而生寒。

7. 因地制宜，合理搭配　受不同地区气候、环境影响，居民膳食习惯、生理特征存在差异，根据地域调整膳食，对人体健康具有重要作用。

北方地区（主要指东北地区、华北地区、华中大部分地区）高血脂人群的体质主要涉及痰湿质、湿热质、血瘀质，建议北方地区高血脂人群多食新鲜蔬果、鱼虾类、奶类、豆类，控制油、盐摄入量，减少腌制蔬菜的摄入；同时可适当食用具有祛湿、化痰的食物，如橘皮、薏苡仁、白扁豆、赤小豆、莱菔子、山楂、桃仁、沙棘等。

南方地区（包括长江中下游、南部沿海和西南大部分地区）高血脂人群的体质主要涉及痰湿质、湿热质、气虚质，建议该地区高血脂人群控制油、盐摄入量，适量增加粗粮摄入，如紫薯、玉米、黑米、大麦、青稞等。同时可适当食用具有祛湿化痰、益气健脾作用的食物，如人参、白扁豆、薏苡仁、山药、大枣、麦芽、茯苓等。

西北地区高血脂人群的体质主要涉及阴虚质和痰湿质，建议西北地区高血脂人群在蛋白质摄入充足的条件下适当减少牛羊肉的食用（可用去皮禽肉、鱼、虾、蛋等代替），多食蔬菜和水果，同时可以适当食用具有滋养肝肾作用的食物，如枸杞子、桑葚、菊花、黑芝麻、百合、乌梅、决明子等。

高原山地地区的高血脂人群，体质主要涉及阴虚质、瘀血质、痰湿质。该地区居民的主要食物有糌粑、大米、面粉、青稞、肉类和奶类，建议该地区高血脂人群多食用去皮禽肉类、鱼类等动物蛋白，并补充优质的植物蛋白，如大豆蛋白等，同时增加蔬菜、水果的摄入。

三、吃出健康

根据高血脂人群年龄、性别、体质、生活习惯、职业等不同特点，辨别不同证型，综合考虑膳食搭配的原则，给予个性化食养方案，以达到精准施膳的目的。

成人高血脂人群的食物

食物类别	宜选择的品种	减少、限制的品种
谷薯类	糙米、全麦面粉、玉米、青稞、荞麦、黄米、燕麦、小米、高粱、藜麦、红薯、紫薯等	黄油面包、糕点等高能量加工食品，以及油条、油饼等油煎油炸食品

续表

食物类别	宜选择的品种	减少、限制的品种
肉类	鱼虾类、瘦肉、去皮禽肉等	肥肉、加工肉制品、咸肉、鱼子、蟹黄、鱿鱼、动物内脏等
蛋类	鸡蛋、鸭蛋等	咸蛋等
奶类	脱脂奶、低脂奶、鲜牛奶、低糖酸奶等	奶油、黄油等
大豆及制品类	黄豆、黑豆、青豆、豆腐、豆腐干等	油豆腐皮、豆腐泡等油炸豆制品
蔬菜类	新鲜蔬菜	腌制蔬菜
水果类	新鲜水果	添加糖的水果制品
食用油	紫苏油、亚麻籽油、核桃油、橄榄油、茶籽油、菜籽油、葵花籽油、玉米油、芝麻油、豆油、花生油、青稞胚芽油等	棕榈油、椰子油，猪油、牛油、羊油及其他动物油
调味品	低钠盐（每日不超过5克）	酱类、腐乳等高盐调味品；红糖、白糖、糖浆等

高血脂人群食谱示例1

早餐	玉米面馒头（玉米面30克，面粉50克） 脱脂牛奶（300毫升） 煮鸡蛋（鸡蛋50克） 洋葱千张（洋葱10克，豆腐皮20克）
茶饮	三鲜茶（鲜荷叶、鲜藿香、鲜橘皮各10克）
中餐	杂粮米饭（黑米10克，糙米70克，小米10克，高粱米10克） 清蒸鲈鱼（鲈鱼80克，生姜2片，葱2段） 蒜蓉油麦菜（蒜蓉6克，油麦菜200克） 西红柿紫菜蛋花汤（紫菜5克，西红柿50克，鸡蛋15克）
加餐	苹果（200克）
晚餐	紫薯芋头饭（芋头30克，紫薯30克，大米60克） 山楂西蓝花炒肉片（猪瘦肉30克，西蓝花100克，山楂3克，鸡蛋清10克） 素烩三菇（冬菇、香菇、草菇各25克） 海带冬瓜薏苡仁汤（海带30克，冬瓜100克，薏苡仁30克）
油、盐	全天总用量：植物油20克，盐5克

高血脂人群食谱示例2

早餐	黄豆粳米豆浆（黄豆30克，粳米30克） 卤鸡蛋（鸡蛋50克） 双色花卷（面粉40克，南瓜20克） 香干拌笋丝（香干30克，莴笋100克，胡萝卜20克）
茶饮	三鲜饮（鲜山楂15克，鲜白萝卜15克，鲜橘皮3克）
中餐	杂粮米饭（黑米10克，糙米60克，小米10克，高粱米10克） 荷叶兔肉（荷叶半张，兔肉50克） 炒时蔬（生菜、芥蓝、茄子、西葫芦交替食用，每次200克） 冬瓜莲蓬薏苡仁煲瘦肉（冬瓜100克，薏苡仁10克， 莲蓬5克，大枣3克，猪瘦肉50克）
加餐	苹果200克，腰果10克
晚餐	荞麦面条（荞麦面粉40克，高筋面粉40克） 胡萝卜炒西蓝花（胡萝卜100克，西蓝花100克） 海米香菇炖粉条（粉条30克，香菇10克，虾仁10克，鸡肉30克） 豆腐海带汤（海带10克，豆腐20克，菠菜30克）
油、盐	全天总用量：植物油20克，盐5克

第四节 啤酒加串带来苦果
——痛风和高尿酸血症患者怎么吃？

一、你见过吗？

读高中的小明是一位学霸，对他来说，高中生活既辛苦又充实。小明分秒必争，有时为了利用课间学习，连水都很少喝，即便在炎热的夏天也是如此。

高中生一般都精力充沛、意气风发，课余时间，很多男同学去打篮球。同学喊小明一起去，他总是摆摆手："不去了，我想把这个知识点再复习一下。"去餐厅买个汉堡，又回到座位学习了。直到有一次学校组织体检，小明被医生诊断为高尿酸血症。

无独有偶，身材胖胖的李先生是个"社牛"（社交能力强的人），见到人就笑眯眯地打招呼，大家都亲切地喊他"李大哥"。每到夏天，烧烤摊上总能看到他胖胖的背影，一边撸着串，一边喝着冰啤酒，别提多惬意了。可是有一天，他闷闷不乐地拿着体检表在小区走来走去，一问才知道，原来是体检发现尿酸值超标，医生说这是得了高尿酸血症。医生告诉他，要减少高嘌呤食物的摄入，还要减肥。李大哥很是配合，开始锻炼减肥，烧烤摊上那个熟悉的身影不见了，早晨的公园里、傍晚的广场上倒是经常能看见他。不过好景不长，毕竟烤腰子、烤肉串是他的最爱，李大哥不久之后又成了烧烤摊的常客。再见到李大哥时，他因右脚第一脚趾的关节疼痛被诊断为"痛风"。

二、原来如此

高尿酸血症和痛风都是嘌呤代谢障碍引起的代谢性疾病，二者之间的关系密不可分，并且是心血管疾病、慢性肾病、脑卒中和多种代谢疾病（糖尿病、代谢综合征、高脂血症等）的独立危险因素。

那么痛风和高尿酸血症如何区分呢？

尿酸是人体嘌呤代谢的产物，嘌呤可来源于食物、自身细胞代谢等。高嘌呤食物摄入过多，或细胞代谢加快，可导致高尿酸血症，若尿酸水平持续升高，可导致痛风。痛风与高尿酸血症的主要区别在于疾病发病机制不同、临床症状不同。

1. 发病机制　高尿酸血症是指在正常饮食状态下，体内嘌呤代谢紊乱导致尿酸产生过多或排泄减少，从而引发血尿酸水平升高的一种疾病。当血液中尿酸水平持续升高而达到饱和从而产生尿酸盐结晶，这些尿酸盐沉积于关节和肾脏等组织就会引起炎症反应，表现为局部关节变形及红、肿、热、痛等，这就是痛风。痛风和高尿酸血症可以看作同一种病的不同阶段，高尿酸血症患者未必会出现痛风，但是痛风必是高尿酸血症。

2. 临床症状　急性痛风患者可出现关节红、肿、热、痛、功能障碍等关节炎症状，还可出现痛风石的表现，严重者可引起关节畸形；高尿酸血症仅有尿酸升高的表现，一般不会出现临床症状。

虽然高尿酸血症主要由内源性嘌呤代谢紊乱所致，但高嘌呤饮食可诱发痛风，停止摄入后血尿酸水平明显降低。因此，减少高嘌呤食物摄入、促进尿酸排泄是痛风的膳食治疗原则。严重者需在医生指导下使用别嘌醇、非布司他等药物进行治疗，帮助控制尿酸，延缓疾病进展。

三、吃出健康

饮食营养治疗是高尿酸血症及痛风生活方式干预的重要措施之一，其作用已广受认可。

（一）高尿酸血症患者调整饮食应遵循的原则

1. 限制总能量，保持适宜体重　高尿酸血症的发生与体重、体重指数、腰臀比等呈正相关，故对于超重及肥胖患者应注意限制总能量摄入。已达到并保持适宜体重，应根据病情确定能量需要，一般每日总能量供应比正常人低 10% 左右。减肥应循序渐进，避免体重短期内过多、过快降低引起机体产生大量酮与尿酸竞争排出，造成血尿酸水平升高，导致痛风急性发作。

2. 适量限制蛋白质和脂肪　因蛋白质降解为嘌呤使尿酸生成增多，因此应减少蛋白质供应。急性期以植物蛋白、牛奶和鸡蛋为主；缓解期可根据病情，适当食用禽、肉和鱼（建议每日每千克标准体重 0.8 ~ 1.0 克）。脂肪可减少尿酸排出，应采用低脂饮食，脂肪供热比占总能量的 20% ~ 50%。

3. 适量摄入碳水化合物　碳水化合物作为能量的主要来源，可防止脂肪组织分解及产生酮，并有利于尿酸排泄。在限定总能量的前提下，碳水化合物的供能比应占总能量的 55% ~ 65%。研究显示，果糖可增加腺嘌呤核苷酸的分解，加速尿酸合成，因此应尽量减少果糖摄入。蔗糖和甜菜糖等分解代谢后一半成为果糖，故亦应减少摄入。

4. 控制食物中嘌呤的摄入量　正常成人日常膳食嘌呤摄入量为 600 ~ 1000 毫克 / 天，高尿酸血症及痛风患者应长期限制膳食中的嘌呤摄入量，具体可根据患者的病情轻重、所处病期、有无合并症等区别对待。

（二）在痛风发作期该怎么吃

急性痛风发作期的食物选择：禁食一切肉类及含嘌呤丰富的食物，选择嘌呤含量很少的食物。可选择牛奶、鸡蛋、精制面粉、蔬菜、适量水果及大量饮水。

缓解期的食物选择：可在全天蛋白质摄入量范围内，选择鸡蛋一个，瘦肉、禽肉类、鱼虾合计每日小于 100 克，同时注意采用肉类焯烫的烹调方法减少嘌呤摄入。严禁单次摄入大量高嘌呤食物。

需要注意的是，急性期和缓解期均应避免摄入高嘌呤含量食物。

1. 摄入足量维生素及矿物质　长期的低嘌呤饮食限制了肉类、动物内脏的摄入量，需适量补充维生素及微量元素。B 族维生素及维生素 C 的补充可同时促进组织中尿酸盐的溶解。蔬菜、水果、牛奶等含有较多的钾、钙、镁等元素，在体内氧化可生成碱性化合物，有利于降低血液和尿液的酸度，促使尿液碱性化，增加尿酸在尿液中的可溶性。

2. 低盐饮食　食盐摄入过多，尿钠增加，与尿酸结合生成尿酸钠沉积于肾脏，影响肾功能。另外，痛风患者多有高血压，宜低盐饮食，每日食盐摄入量低于 5 克。

3. 摄入充足水分　充足水分的摄入有利于体内尿酸的排出。对于心、肾功能正常的高尿酸血症及痛风患者，每日饮水量应达 2000 毫升以上，如伴有肾结石者最好应达 3000 毫升以上。水分摄入以白开水、淡茶水、矿泉水等为主。睡前或夜间亦应适量补充水分以防止尿液浓缩。

4. 限制刺激性食物　酒类中乙醇代谢可增加尿酸合成，同时可使血乳酸浓度升高，抑制肾小管分泌尿酸，导致肾脏尿酸排泄减少，因此痛风患者应忌酒。另外，尽管茶和咖啡的嘌呤含量少，但其中的咖啡因可使交感神经兴奋，可导致高血压、心悸等，易加重高尿酸血症伴发的高血压等疾病，因此应少饮茶和咖啡。此外，应尽量避免使用刺激性调味品，如辣椒、胡椒、芥末等。

5. 注意食品烹饪方式　合理烹饪方式的选择对高尿酸血症及痛风患者亦十分重要，恰当的烹饪方法可减少食物中的嘌呤含量，因嘌呤易溶于水，故肉类食物烹饪前应先煮沸，弃汤后再烹调，可大大减少嘌呤的摄入量。

剧烈运动、突然受凉、疲劳、饮食、作息不规律等，均为痛风的危险因素。规律作息、适度锻炼和食用新鲜蔬菜是预防痛风发作的保护性措施。

痛风急性发作期患者一日食谱

餐次	食物名称	原料	重量/克
早餐	菜包	小麦粉	50
		白菜	75
	牛奶	牛奶	250
	煮鸡蛋	鸡蛋	50
	早餐用油	芝麻油	5
加餐	猕猴桃	猕猴桃	200

餐次	食物名称	原料	重量/克
午餐	杂粮饭	稻米	80
		小米	20
	凉拌肉片	猪肉	50
	洋葱炒黄瓜	洋葱	20
		黄瓜	150
	午餐用油	大豆油	15
加餐	苏打饼干	苏打饼干	21
	坚果	杏仁	20
晚餐	米饭	稻米	100
	西葫芦炒鸡蛋白	西葫芦	100
		鸡蛋白	50
	牛奶	牛奶	200
	蒜蓉白菜	白菜	150
	晚餐用油	大豆油	15
全天	烹调用盐	精盐	5

（三）药膳方

药膳方一：薏仁粥

食材：赤小豆 30 克，薏苡仁 20 克，大米 50 克。

做法：将赤小豆和薏苡仁洗净，与大米一同放入沸水当中，熬粥即可。

功效：利尿，促进尿酸的排除，降低尿酸在体内当中的含量。

药膳方二：桃仁粥

食材：粳米 50 克，桃仁 10 克。

做法：先将桃仁捣烂成泥状，然后加水研磨成汁，过滤掉渣后，与粳米一同煮粥，煮至黏稠状即可食用。

功效：活血、祛瘀、通络、止痛。特别适用于瘀血痰浊型的痛风。

药膳方三：土苓粳米粥

食材：土茯苓 30 克，粳米 50 克。

做法：先将土茯苓煎成药液，再加入粳米煮成粥，每天 1 剂，可经常服用。

功效：清热解毒，利湿通络、增加血尿酸的排泄。

药膳方四：山慈菇蜜

食材：山慈菇 5 克，蜂蜜适量。

做法：山慈菇 5 克煎水，加一勺蜂蜜，每天服用 1 剂。

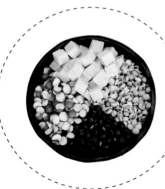

功效：解毒化痰，散结消肿。山慈菇含有秋水仙碱等成分，适用于湿热急性痛风发作期。

药膳方五：茯苓粥

食材：茯苓粉 30 克（或茯苓块用纱布包裹），米饭 30 克，红枣 7 个。

做法：茯苓粉、米饭与红枣共煮粥。

功效：健脾渗湿，用于痛风和脾虚。

第五节　重在调整饮食结构 ——便秘人群怎么吃？

一、你见过吗？

年近 50 岁的王阿姨最近不明原因地患上了便秘，大便三四天一次，每次如厕都要蹲半个小时以上，拉出来的大便硬邦邦、黑漆漆的，一粒粒挤成一团，还得非常使劲，不自主发出"吭、吭、吭"的声音，搞得在客厅的家人都能听到。老公调侃她说："你是不是在卫生间抢大锤呢？那么用力！"

在家里还好说，但在单位的卫生间发出这样的声音，着实让她觉得尴尬。一次科室开总结会，她去卫生间老半天没返回，大家都以为她溜了，给她记了缺勤。等她从卫生间出来，会议已经结束了。问其原因，她也不好意思说，只好说自己去办了点私事。

王阿姨寻思着："反正一个月也开不了几次会，忍一下天下无事。"没想到麻烦接踵而来，有一次王阿姨如厕时用力过猛，感觉有东西随大便拉了出来，用手纸垫着一摸——肉球球。"坏了，得痔疮了！看来便秘得抓紧治，不然要出大问题"。于是，她赶紧去社区医院就诊，大夫对症治疗，开了一些通便药。开始的时候，吃药的效果挺好。一周过去了，王阿姨自我感觉良好，觉得便秘的问题解决了，就私自把药停了。

接下来的三天，她又便秘了。第四天，肚子胀得难受，她又把医生开的药吃了，才顺利排便。王阿姨很是苦恼："难道我这辈子只能靠吃药才能排便？"

偶然间，她在报纸上看到医院的营养门诊可以通过食疗解决便秘问题，便怀着试一试的心理前往就诊。

二、原来如此

人体是怎样排便的呢？我们吃东西的时候，食物能够触发胃结肠反射，而这个反射会增加结肠（也就是我们的大肠）的蠕动。大肠蠕动时，会把消化的食物残渣（大便）向肛门推送，当大便达到足够量的时候就会有排便刺激，于是我们就有便意了。

有便意的时候，如果经常因为上班等原因而刻意推迟排便，身体排便刺激的感知能力就会被减弱，排便就会被抑制，之后即使有时间了也不一定有便意，于是大便就排不出来了。久而久之，这种排便刺激的感知能力会越来越弱，排便的节律性开始丧失，粪便在肠腔内滞留过久，内容物所含的水分过低，粪便过于干燥坚硬，以致不易排出，最后就导致便秘。

便秘是一种常见的消化系统问题，它包含以下几个症状：排便次数减少，每周排便次数少于3次，两次排便间隔超过两天；排便时感到困难、费力和疼痛；粪便变硬并变成小球状；排便后仍有未排尽的感觉；直肠内疼痛或不适感；腹部胀气和腹胀感。

便秘影响了很多人的生活质量，患病原因多种多样，具体原因大概有以下几个：饮食结构不当；久坐、缺乏运动等不良生活习惯；肠道菌群紊乱、肠道疾病；长期的精神压力；年龄因素；药物副作用。

肠道问题如炎症性肠病、肠易激综合征和肠梗阻等可能导致便秘。

如果认为自己有便秘，应该咨询医生或营养师进行诊断。医生还可能会建议进行一些检查，如粪便常规检查、结肠镜检查或 X 射线检查等，以确定便秘的原因。长期便秘会导致肠道内的毒素积聚，引起肠道疾病，如肠胃炎、肠炎、结肠炎等。这些疾病会进一步影响身体的健康，甚至会引起癌症等严重疾病。具体表现在以下几个方面：影响营养吸收，影响心理健康，引起腹部不适，影响皮肤健康。

三、吃出健康

（一）如何才能改善便秘呢？

1. 饮食调整 饮食上必须做出改变，三餐定时定量，早餐必须吃，同时需要提高每日膳食纤维的摄入量。

膳食纤维是指不被人体消化吸收的食物成分，可以增加粪便体积、增加肠蠕动，从而减缓便秘症状。中国营养学会推荐，成年人膳食纤维的摄入量是 25 ~ 35 克 / 天，成年人如果要达到这个需求量，每天要摄入不少于 500 克的蔬菜水果，且谷物中有不少于 1/3 的全谷类。

根据 2016 年发布的《中国居民膳食纤维摄入白皮书》显示，中国居民膳食纤维摄入普遍不足，每日人均膳食纤维总摄入量约为 13 克。为了增加膳食纤维摄入，我们可以每天多食用果蔬、全谷类、豆类、坚果等食物，并将这些食物合理分配于三餐中。比如，早餐中加入燕麦、芝麻、糙米等食物，中餐和晚餐多吃蔬菜和水果，零食选择干果坚果。

哪些食物含膳食纤维多，且通便效果好呢？水果组：猕猴桃（尤其是黄金色的）、李子、西梅、百香果、梨、苹果。蔬菜组：菠菜、茄子、茴香、洋蓟、西蓝花、苦瓜、其他豆科植物。其他：亚麻籽、发酵酸牛乳、木耳、麸皮。

2. 多喝水 身体中 70% 的成分是水，能够帮助排泄废物和润滑肠道，多喝水可以促进肠道蠕动，帮助排便，建议每天饮水量不少于 2000 毫升。因此，每天应该喝足够的水来维持身体的正常水分平衡，或适量食用富含水分的食物，如西瓜、柚子、梨等。

如何判断饮水量是否合适呢？可以通过观察尿液颜色来进行初步判断。正常尿液的颜色是略带黄色或白色透明的，当机体缺水时，尿液的颜色就会逐渐加深，这时就提醒身体要喝水了。

3. 多喝酸奶　酸奶经发酵后含有乳酸菌素，乳酸菌素可以促进胃液分泌，改善肠道环境，抑制大肠杆菌、金黄色葡萄球菌、绿脓杆菌等，还可以提高免疫力，促进肠道蠕动，进而改善便秘。酸奶中还含有益生菌，可以降低肠道 pH 值，抑制有害菌生长繁殖，调节肠道免疫系统，减轻肠道炎症，改善肠道微生态，维护肠道功能，帮助排便。必要时可以尝试使用益生菌调理肠道。

4. 增加运动量　进行适量的运动可以促进肠道蠕动，每周 5 次，每次 30 分钟以上，尝试一些臀部和腹部的训练，以增加肠道动力从而改善便秘。可选择的运动有散步、慢跑、游泳、跳广场舞等。

5. 改善生活习惯，减轻精神压力　养成良好的排便习惯，如每天固定时间排便、不憋便等。最好清晨一大早按时去排便，有没有便意都去蹲，慢慢地就会有便意了。有便意的时候不要忍，一定要及时去排便。还可通过音乐、冥想、瑜伽和深呼吸等放松技巧来减轻精神压力，多与人互动，改善焦虑，进而改善便秘症状。按摩可以帮助排便。腹部按摩法为：取仰卧位或者站位，双手放于回盲部（右下腹），顺着肠蠕动方向以柔和力度进行环状按摩，腹部下压 2 厘米，每天 2 次，每次 10 分钟。

6. 调整药物用量　如果正在服用可能导致便秘的药物，请咨询医生是否可以减少用量或更换其他药物。

如果上述方法无法缓解便秘，请咨询医生进行进一步治疗。医生可能会建议您进行其他检查以确定便秘的原因，并制订相应的治疗方案。使用润肠剂、轻泻剂、灌肠等方法治疗便秘。

（二）药膳方

药膳方一：鲜笋拌芹菜

食材： 鲜嫩竹笋 100 克，芹菜 100 克，调味料适量。

做法： 将竹笋煮熟切片；芹菜洗净切段，用开水略焯，然后与竹笋片相拌，加入适量熟食油及调味料，拌匀即可。

功效： 降脂降压，清热通便。

药膳方二：雪羹汤

食材： 海蜇 100 克，荸荠 150 克，香菜少许，调味料适量。

做法： 将海蜇温水泡发，切碎；荸荠洗净、去皮、切片。共煮汤，熟后加入香菜、调料即可。

功效：清热化痰，清肝降火，滋阴润燥，生津通便。

药膳方三：木耳萝卜汤

食材：黑木耳 20 克，白萝卜 250 克，调味料适量。

做法：将黑木耳水泡，洗净；白萝卜洗净、切块。加调味料，如常法烧汤，佐餐食用，每日两次，常食。

功效：健胃消食，化痰止咳，顺气利便，生津止渴。

药膳方四：豆芽雪菜炖豆腐

食材：黄豆芽 150 克，豆腐 200 克，雪菜 100 克，调味料适量。

做法：黄豆芽洗净，豆腐切成小块，雪菜洗净切小丁。炒锅放油烧热，放入黄豆芽炒香后加水适量，在旺火上烧开，待豆芽烂时，放入雪菜、豆腐改小火炖熟，佐餐食用。

功效：滋阴润燥，益气和胃，清热通便。

药膳方五：黄豆籼米粥

食材：黄豆 30 克，籼米 50 克。

做法：将黄豆洗净，浸泡 12 小时；籼米洗净，与黄豆同下锅，煮成粥，代主食用，每日两次。

功效：健脾开胃，润肠通便。

药膳方六：葵花籽粥

食材：葵花籽肉 25 克，粳米 50 克。

做法：将粳米洗净，与葵花籽肉一同放入锅中，加水，用文火煮成粥，代主食用，每日一次，可通便降脂。

功效：降脂降压，消食开胃，润肠通便。

药膳方七：五仁粥

食材：芝麻、松子仁、胡桃仁、桃仁（去皮、尖,炒）、甜杏仁各 10 克，粳米 50 克。

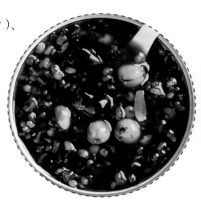

做法：将五仁混合碾碎，入粳米共煮稀粥。食用时，加白糖适量，每日早晚服用。

功效：滋养肝肾，润燥滑肠，适用于中老年气血亏虚引起的习惯性便秘。

药膳方八：红薯粥

食材：红薯 100 克，小米 50 克。

做法：将红薯洗净去皮，切成一寸长，五分厚的小块。小米淘净，两者同放入锅内，加清水适量，用武火烧沸后，转用文火煮至米烂成粥。每日 2 次，早、晚餐服用。

功效：增进食欲，促进消化，润肠通便。

药膳方九：芝麻粥

食材：黑芝麻 10 克，粳米 50 克，蜂蜜少许。

做法：烧热锅，放入芝麻，用中火炒熟，当有香味时取出；粳米洗净，放入锅内，加清水适量，用武火烧沸后转用文火慢煮。至米八成熟时，放芝麻，蜂蜜，拌匀，继续煮至米烂成粥。每日两次，早、晚餐服用。

功效：补肾益气，润肠通便。

药膳方十：胡桃粥

食材：核桃仁 5 个，大米 50 克。

做法：大米洗净，核桃捣碎，一起放入锅中，加清水适量，煮为稀粥。

功效：补肾纳气，润肠通便，适用于肾亏便结、腰酸气喘等。

药膳方十一：松仁粥

食材：松子仁 20 克，大米 50 克。

做法：松子仁研碎，大米洗净，加适量清水，煮为稀粥，早晚服食。

功效：生津润肺，补益肺气，适用于肺气亏虚便秘者。

药膳方十二：决明粥

食材：决明子 10 克，大米 50 克。

做法：决明子炒香后水煮取汁，加大米煮为稀粥服食。

功效：明目滋阴，润肠通便，降压降脂，适用于患高血压、高血脂的便秘者。

第六节　适量补钙最为关键
——骨质疏松人群怎么吃？

一、你见过吗？

　　隔壁的张大妈是一个女强人，年轻时丈夫在外地工作，一个月才回家一次，张大妈一个人抚养四个孩子，生活甚是艰苦，她总是把好吃的留给孩子和丈夫，剩下的饭菜自己吃。

　　现在生活条件好了，不用再为吃穿发愁，可张大妈早在艰苦年代养成了勤俭节约的习惯，吃不完的剩菜她舍不得倒掉，下一顿热热又吃。逢年过节，孩子们就买牛奶等营养品回家看望，可是无论孩子们怎么劝说，张大妈还是不舍得喝牛奶，说要留给孙子、孙女们。

　　平日里，张大妈经常腰背疼痛，想着是劳累过度，休息一下就好了，一直未予重视。这不，春节前夕张大妈在家大扫除，忙完之后腰背疼痛加剧，到了难以忍受的程度。于是，孩子们带着张大妈到医院做检查，结果显示骨密度低，被诊断为骨质疏松。

　　遇到类似问题的还有邻居刘老师。刘老师妆容精致，特别爱美。平时她特别重视防晒，尤其是到了夏天，防晒衣、防晒帽、防晒口罩……出门就会防晒装备齐上阵，几乎没有一寸皮肤暴露在外面。这几天再见到刘老师，发现她总是愁眉不展，一问才知道，她的身体遇到了一些小麻烦。"我晚上睡觉的时候小腿抽筋，已经好多天了，基本没睡好觉，都说我应该是缺钙才导致抽筋的。"她说。但是她想不通的是，自己每天都喝牛奶，吃豆制品，算算每天钙的摄入量也达标，为啥还会缺钙呢？后来去医院检查才知道，原来是维生素 D 缺乏影响了钙的吸收。

二、原来如此

　　张大妈为什么会出现骨质疏松呢？因为她年轻时长期饮食不均衡，饮食中钙含量摄入过低。尤其是养育了四个孩子，哺乳期间体内所需的钙会比平时多，如果饮食中的钙不能满足需要，就会导致骨质含钙量低，为以后骨质疏松埋下了伏笔。

而刘老师饮食中钙的摄入量虽然充足，但是体内维生素 D 不足，进而影响了钙的吸收。但是刘老师为什么会出现维生素 D 缺乏呢？

人体皮肤经紫外线照射可以合成维生素 D，女性平均每天接受阳光照射 10～20 分钟所合成的维生素 D 基本上能够满足身体的需要。而刘老师的防晒工作做得太好了，晒太阳时间太少，经由紫外线照射合成的维生素 D 不能够满足身体需要。所以，即便刘老师饮食摄入的钙是充足的，但没有维生素 D 促进钙的吸收，体内的钙也容易缺乏。

钙是我们人体不可或缺的重要常量元素之一，一旦缺钙就容易导致骨质疏松等病症。在我国 60 岁以上的老年人中，因为缺钙导致的骨质疏松发生率接近 40%。其中，女性发病率更高，约为 49%；男性发病率稍低，约为 23%。

相关调查表明，我国公民的钙摄入量普遍偏低，平均摄入量仅达到推荐摄入量的 50% 左右。加之老年人的生理特点，钙质流失加快，钙吸收能力下降，导致钙的需要量相对增加而钙实际摄入不足，缺钙成了大多数老年人避不开的健康难题。

骨质疏松虽然是困扰老年人群的主要疾病之一，但骨质的强壮主要靠年轻时进行足够的运动、沐浴足够的阳光、摄入足够的钙。青春期是骨量增加的重要时期，至少 26% 的成人总骨量是在生长高峰的 4 年内形成，青春期末至少 60% 峰值骨量形成。青春期骨量积累不足会降低峰值骨量，继而增加骨质疏松的风险，故而可以说：骨质疏松是一种老年时期具有病理结果的儿童、青少年时期的疾病。青少年时期获得最佳的骨量增加是预防骨质疏松发生的重要条件。青春期所获得骨量的主要决定因素，除了遗传因素、激素因素，还与营养、运动、日照等关系密切。

骨质疏松症是以骨量减少和骨组织微观结构破坏为特征的、骨脆性和骨折危险性增高的全身性疾病。注重饮食的营养平衡，充分摄取钙和维生素等营养物质，对骨质疏松症的防治至关重要。并且，骨质疏松症的预防比治疗更为重要。自幼年起就应注意平衡膳食和积极运动。营养治疗的目的是在合理能量和蛋白质供给的基础上，通过膳食补充钙、磷、维生素 D 等，预防和治疗骨质疏松症。

中医将原发性骨质疏松症列入"腰痛""骨痹""骨痿""骨折"的范畴。中医认为，本病多因老年人肾精亏虚、筋骨失养、骨之形质损伤所致，与先天不足、饮食内伤、劳欲过度等有关。病位在骨，病性是本虚标实，以肾虚髓减为本，风寒湿邪、瘀血闭阻为标，骨之形质损伤是其病理基础。

骨质疏松不是一日之间的突变，而是逐渐形成的。因此，在日常生活中，人们可以通过改善饮食结构提高抗骨质疏松病变的能力。

三、吃出健康

（一）骨质疏松人群饮食需注意的几点

1. 摄入充足的钙 推荐的成人每日钙摄入量为 800 毫克，50 岁以上人群每日钙摄入量为 1000 ~ 1200 毫克。含钙高的食物有牛奶、乳制品、鱼类、豆类等。咖啡中的咖啡因可减少钙吸收，因此应防止咖啡的过多摄入。

（1）奶及奶制品。牛奶是人体钙的最佳来源，而且钙、磷比例适当，利于钙的吸收。牛奶应该作为日常补钙的主要食品，其他奶类制品如酸奶、奶酪也是良好的钙来源。100毫升牛奶的含钙量普遍可以达到 100 毫克，每天喝一杯牛奶（250毫升）、一杯酸奶（125 毫升），基本上就可以满足近一半的钙需求。

（2）豆类及豆制品。大豆是高蛋白食物，含钙量也很高。特别是发酵后的豆制品，营养更丰富，老年人不妨多吃一些豆制品。

（3）鱼虾贝等海鲜类。虾皮、鱼、海带，可以带骨连壳吃的小鱼小虾也是高钙海产品。

（4）绿叶蔬菜。绿叶蔬菜大多是钙的中等来源，如小白菜、油菜、茴香、芫荽、芹菜、雪里蕻等，都是不可忽视的补钙蔬菜。

2. 补充维生素 D 适当增加日光浴，每天 15 ~ 30 分钟暴露颈部以上及前臂部位即可获得 800 国际单位的维生素 D。增加富含维生素 D 食物的摄入，如沙丁鱼、鳜鱼、青鱼等。可以增加适量的鱼肝油，但需注意不能过量摄入。

3. 摄入适量的磷 保证每天 1 ~ 1.5 克磷的摄入，但不能过高，过量摄入磷可能诱发骨质疏松症。肝脏等内脏含有极高量的磷，因此骨质疏松症患者应禁食高磷酸盐食物和动物内脏。

4. 摄入充足的锌、铜 补钙的同时补微量元素锌和铜比单纯补钙效果好，含锌高的食品有红肉类食品、动物内脏、海产品（海鱼、牡蛎等）、蛋类、大豆、面筋及一些坚果（核桃、花生、松子、瓜子仁）等，含铜高的食物有虾、蟹、贝类、螺、动物肝脏、肾脏、脑、蘑菇、坚果、干黄豆、巧克力和可可粉等。

5. 摄入适量的蛋白质　蛋白质可促进钙的吸收和储存，但过量摄入会促进钙的排泄，故应适量供给。肉、奶、蛋、坚果中的胶原蛋白和弹性蛋白，是合成骨基质的重要原料。

6. 避免摄入过多钠盐　钠的摄入量与尿钙排出量有很大关系，肾脏每排出 2300 毫克钠（相当于 6 克盐），同时就会损失 40 ~ 60 毫克的钙。钠盐摄入过多所带来的骨钙流失问题不可忽视。

7. 科学烹调　谷类含有植酸，某些蔬菜富含草酸，可以与钙结合成不溶性钙盐而降低钙的吸收，故在烹调上应采取适当措施去除干扰钙吸收的因素。可在面粉、豆粉、玉米粉中加入发酵剂发酵一段时间，均可使植酸水解，增加钙游离。对含草酸高的蔬菜，可以先在沸水中焯一下，部分草酸溶于水后再烹调。

（二）骨质疏松症患者一日食谱

骨质疏松症患者的饮食总原则：宜吃富含钙、蛋白质、维生素 D 及维生素 C 的食物，多吃新鲜蔬菜，忌食辛辣、过咸、过甜等刺激性食物。

骨质疏松症患者一日食谱

餐次	食物名称	原料	重量/克
早餐	牛奶	脱脂牛奶	250
	馒头	小麦粉	75
	煮鸡蛋	鸡蛋	50
加餐	苹果	苹果	200
午餐	杂粮米饭	稻米	60
		玉米（鲜）	30
	干豆肉丝	猪肉	75
		豆腐干	70
	蒜蓉生菜	生菜	250
	午餐用油	大豆油	15
加餐	香蕉	香蕉	150

合理膳食指导·特殊人群应该怎么吃

餐次	食物名称	原料	重量/克
晚餐	杂粮米饭	稻米	60
		燕麦片	30
	番茄炒鸡蛋白	番茄	150
		鸡蛋白	75
	白菜炖豆腐	白菜	150
		豆腐	100
	晚餐用油	大豆油	15
加餐	牛奶	牛奶	200
全天	烹调用盐	精盐	5

（三）药膳方

药膳方一：桑葚牛骨汤

食材：桑葚 25 克，牛骨 250 克，酒、糖、姜、葱适量。

做法：将桑葚洗净，加少许酒和糖一起蒸制。牛骨置于砂锅中，加水，旺火煮沸，撇去浮沫，加姜、葱用文火炖煮，炖至牛骨发白，捞出牛骨，加入已蒸制好的桑葚，再煮 20 分钟即成，调味后即可饮用。

功效：滋阴补血、益肾强筋，适合骨质疏松症、更年期综合征、神经衰弱等人群服用。

药膳方二：枸杞粥

食材：枸杞 30 克，粳米 100 克。

做法：将枸杞洗净，和粳米同煮成粥食用。

功效：可防治骨质疏松症。

药膳方三：枸杞炖羊肉

食材：羊腿肉 500 克，枸杞 30 克，山药 50 克，调料适量。

做法：羊肉先煮至八九成熟，切成方块，加少许姜末，放入枸杞、山药，加入清汤与调料，烧开后用文火炖至肉烂即可食用。

功效：补肾填精、壮腰健骨。

药膳方四：怀山枸杞甲鱼汤

食材：怀山药 10 ～ 15 克，枸杞 5 ～ 10 克，甲鱼 1 只，约500 克。

做法：将甲鱼放入沸水烫死，剖开洗净，去肠脏，与山药、枸杞一起炖熟，加入姜、盐、酒少许调味即可食用。

功效：滋阴补肾、益气健脾，适用于阴虚的骨质疏松症患者。

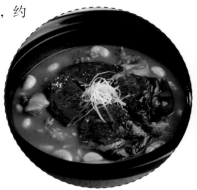

第四章

其他人群
怎么吃

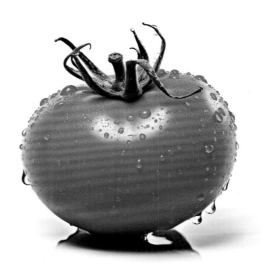

第一节　重在保持能量平衡
——超重肥胖人群怎么吃？

一、你见过吗？

36 岁的阿文是一家公司的销售主管，三餐不规律，时常有应酬。身高 170 厘米、体重 85 千克的阿文曾尝试过减肥，主要用的是晚上不吃饭或不吃主食等节食法，虽然短期内体重下降了，但一恢复正常饮食体重就会反弹。

一年前体检时，医生就告知阿文血压高、血糖高。在医生的指导下，他开始口服降压药和降糖药，但是血压控制得并不理想，血糖也经常不达标，为此阿文很是纳闷。

今年单位又组织了员工体检，医生告诉阿文，除了高血压、高血糖、高血脂外，他的转氨酶已经升到一百多，B 超提示重度脂肪肝。

医生给他开了保肝药物，同时提醒他要赶紧减肥，否则脂肪肝有可能发展为肝硬化。看着日渐隆起的腹部，再看看自己的体检报告，年纪轻轻的阿文想："难道真是因为肥胖，我摊上了这么多代谢性疾病？"

抱着试试看的心态，他走进了当地一家三甲医院的医学营养减重门诊。营养医师看了阿文的体检报告后，对他进行了人体成分分析，结果提示阿文属于超体重虚弱型肥胖，内脏脂肪严重超标，这与他平时不锻炼身体有极大关系。

营养师进一步对阿文进行膳食评估后发现，阿文的饮食也存在较大问题，主食摄入量较多且多为精细粮，蔬菜摄入量每天不足 300 克，而且由于经常在外就餐，油盐的摄入量也严重超标。

根据阿文的情况，营养师为他制订了医学营养减重方案。在营养师的指导下，阿文改变了过去不健康的生活习惯，按时吃早餐，合理搭配饮食，还坚持跑步、骑单车，定期用健身器械进行力量训练。

经过 3 个月的医学营养减重干预，阿文的体重下降了 12 千克，大肚子不见了，复查 B 超脂肪肝也消失了，血压和血糖也控制在正常水平。

二、原来如此

随着人们生活水平的提高，"一胖生百病"一点都不夸张，肥胖不但是一种病，而且还是大多数慢性病的诱因。

肥胖的诱因主要有以下几方面：

（1）过度进食造成体重和体脂增加，或饮食结构不合理，高脂、高糖膳食摄入过多。

（2）体力活动量小，能量消耗少，多余的能量转化为脂肪，导致体脂增加。

（3）静息能量代谢率低，消耗慢，易发胖。

（4）脂肪组织蛋白酯酶活性高，体内脂肪积累快，易肥胖。

（5）某些肥胖者摄入能量的生热效率低。

（6）女性比男性更易发胖，成人、中年人更易出现肥胖。

体重指数（BMI）是测定肥胖的最常用指标。中国肥胖工作组和中国糖尿病学会将 BMI 值为 18.5 ~ 23.9 千克 / 米 ^{2} 定义为正常体重，BMI ≥ 24.0 千克 / 米 ^{2} 为超重，BMI ≥ 28.0 千克 / 米 ^{2} 为肥胖。

此外，还可以通过腰围、腰臀比指标来评价向心性肥胖。腰臀比 = 腰围 / 臀围。成年男性腰围 ≥ 90 厘米、成年女性腰围 ≥ 85 厘米，或男性、女性腰臀比 > 1.0 时，即可判定为向心性肥胖。

对于超重肥胖者来说，首先，饮食调整的原则是在控制总能量基础上的平衡膳食。一般情况下，建议能量摄入每天减少 300 ~ 500 千卡或减少 20% ~ 30% 的能量。其次，要进行规律运动。运动可以帮助减少体重、减少身体脂肪，建议超重或肥胖的人选择有氧运动加阻抗运动。

每天应累计达到 60 ~ 90 分钟中等强度的有氧运动，每周 5 ~ 7 天，每周累计运动能量消耗 2000 千卡以上。隔日进行一次抗阻肌肉力量锻炼，每次 10 ~ 20 分钟。

超重或肥胖的老年人要量力而行，坚持日常身体活动，平均每天主动身体活动6000 步；推荐每周至少进行 5 天中等强度身体活动，累计 150 分钟以上。减少久坐时间，每小时起来动一动，建议每周至少进行 3 次平衡能力锻炼和预防跌倒的活动，适量进行增加肌肉训练，预防少肌症。

三、吃出健康

《中国超重／肥胖医学营养治疗指南（2021）》指出，医学营养减重干预的方法有多种，如限能量平衡膳食、高蛋白膳食、间歇性能量限制、低碳水化合物饮食等，每种干预方法各有优势，这里我们重点介绍限能量平衡膳食、高蛋白膳食、轻断食减重方案及药膳方。

（一）减重方案

1. 限能量平衡膳食　限能量平衡膳食（CRD）是指在限制每日能量摄入的同时，依旧保证我们身体所需的基本营养需求，以及宏量营养素的供能比例符合平衡膳食的要求。

CRD 适合轻度肥胖人群，或中重度肥胖已经减至轻度肥胖后，目前在减重维持期的人。要强调的是，重度肥胖者不适合 CRD，需要在短时间之内尽快纠正代谢紊乱，且生活不规律（经常出差、值夜班）的人群，应当制订"限能量高蛋白减重方案"，同时遵从科学的运动治疗。

2. 高蛋白膳食　高蛋白膳食是指每日蛋白质摄入量超过每日总能量的 20% 或每千克体重超过 1.5 克，但一般不超过每日总能量的 30%（或每天每千克体重 2.0 克）的膳食模式。与常规蛋白质膳食相比，高蛋白膳食更能显著减轻体重、缩小腰围。高蛋白膳食可通过增强饱腹感、抑制食欲、增加能量消耗来减轻体重，并且减重后还不容易反弹。

除了减轻体重之外，高蛋白膳食还可以改善一系列心血管疾病的危险因素，包括血糖稳态和血脂改善等。但高蛋白膳食并不适用于所有人。肾功能不全时，高蛋白膳食反而会加速肾功能不全的进展，因此建议合并慢性肾病的患者慎重选择高蛋白饮食。肾功能正常的人群，长期应用高蛋白膳食时应注意监测肾功能，并定期进行营养咨询。

常见的优质蛋白食物包括蛋、奶、肉、鱼等动物性蛋白质及大豆蛋白等。

3. 轻断食　轻断食是由英国医学博士麦克尔莫斯利发起的一种新的减肥方法，即每周中不连续的 2 天每天只摄取 500 千卡（女生）或 600 千卡（男生）能量的食物，其余 5 天自由饮食。一些研究表明，轻断食带来的好处远不止瘦身减肥，同时还有保护大脑、抗衰老、控制糖尿病、降血糖，排毒、净化脏器、提高免疫功能、改善情绪、抗抑郁和延年益寿等功能。

（二）药膳方

药膳方一：薏苡仁粥

食材：薏苡仁 30 克，粳米 30 克。

做法：将薏苡仁、粳米洗净，放入锅中，加水适量熬煮成粥后食用。

注意：薏苡仁及粳米均算主食，食用此药膳时，应嘱咐患者适当减少日常饮食中的谷类食物摄入量。

药膳方二：冬瓜粥

食材：冬瓜 30 克，粳米 30 克。

做法：将冬瓜洗净后切块，分为冬瓜皮和冬瓜。粳米洗净后放入锅内，加水适量熬煮，待米粥半熟时，放入冬瓜、冬瓜皮，粥成后，去掉冬瓜皮，食用粥及冬瓜即可。

注意：粳米为主食，冬瓜为蔬菜，此药膳在日常使用时，应注意适当减少谷类食物的摄入量。

药膳方三：茉莉花茶

食材：茉莉花 5 克，绿茶 3 克。

做法：将茉莉花、绿茶放入茶杯中，沸水冲泡 10 分钟，不拘时温饮。

注意：代茶饮即可，但患者应保证每天饮水量在 1500 ～ 1700 毫升。

药膳方四：人参莲肉汤

食材：人参 5 克，莲子 15 枚。

做法：将人参、莲子放入碗中，加水适量浸泡后，再置于蒸锅内，隔水蒸炖 1 小时，吃莲子喝汤。

注意：由于人参补益功效过强，临床可以根据患者的情况换用党参，或辨证使用西洋参、太子参、红参等。此外，参类药材一般建议持续使用 3 天再丢弃，以达到充分利用药性的目的。

药膳方五：双花茶

食材：玫瑰花 9 克，月季花 9 克。

做法：将玫瑰花、月季花放入杯中，沸水冲泡，代茶饮。

注意：临床上可以根据患者的辨证情况，动态调整月季花和玫瑰花的比例，以达到更好的治疗效果。

药膳方六：芡实煮鸭

食材：芡实 20 克，鸭肉 100 克，调料适量。

做法：将鸭肉洗净焯去血水，芡实洗净，同鸭肉一起放入砂锅内，加葱、姜、食盐、料酒、清水适量，用武火烧沸后，转用文火煮 2 小时，至鸭肉酥烂后食用。

注意：芡实属于主食类食物，而鸭肉属于肉类食物，故在用此药膳时，患者应适当减少主食和肉类食物的摄入量。

第二节　合理膳食有助"美颜"
——爱美一族怎么吃？

一、你听过吗？

李女士是一家公司的财务人员，每天都要对着电脑做统计工作。一个周末的下午，李女士午睡起来，睡眼惺忪地对着镜子照了照，不禁惊呼："天呐，这还是我吗？"只见镜子里的自己眼皮微肿，眼袋像两片剥了皮的葡萄，之前光洁的额头有了隐隐的川字纹，白皙的脸颊竟然出现了片片的黄褐斑，连鼻梁也不能幸免。特别是颧骨上，简直就像撒上了焦糖一样，星星点点。

"我才三十多啊，怎么看起来像四五十岁一样？"李女士对着镜子越看越揪心。为了补救自己的皮肤，她去买了美容霜，连着用了两三个月，发现效果不理想：斑点仍然在脸颊上耀武扬威，川字纹也越发明显了，眼袋一点没有消失还有变大的趋势。

"是不是买的护肤品不给力？"李女士怀着这个想法，咬咬牙去了美容院，听了美容院工作人员的介绍，选了一些医美项目，又是刷酸又是激光。嘿，真别说，效果还真不错！刚做好那会儿，李女士的脸蛋变得又白又嫩，看起来像剥了壳的鸡蛋一样，皮肤状态简直回到十八岁。

李女士心想："看来这钱花得值！"但是天不遂人愿，过了几个月，斑点和皱纹又通通回来了。

"舍不得孩子套不着狼，还得花大本钱！"李女士后来又去了几次美容院，仍然是维持几个月又回到原样。直到有一天，她和朋友聚餐吃火锅，吃完发现脸又红又胀，冷风一吹，脸疼得像针刺一样；午餐吃个虎皮辣椒，或者日常太阳晒一下，脸上就起疹子、红血丝，冬天脸上干得像沙漠一样，起皮，又痒、又痛、又裂。

李女士去医院就诊才知道，自己脸上的皮肤屏障被损坏了，医美不能解决她的脸部问题，需要回去养好"底子"。

二、原来如此

我们经常说美容后重返 18 岁，美容其实就是抗衰，或者说很大一部分是抗衰。我们只要身体健康、生活方式健康，就能呈现健康的美。

任何针对"抗衰"的讨论，都必须首先清晰定义"衰老"一词的含义。衰老就是机体的各个"组件"，特别是 DNA、某些特殊蛋白质、碳水化合物和脂质（脂肪）所受到的随机损伤的大量累积。这一累积在生命初期就已经开始，并最终达到机体自我修复的极限，且呈现出衰老的特征。如长斑、长纹、下垂等都表明身体机能在下降、肌肉在损失、骨质在疏松、消化液分泌在减少等。

生老病死是自然规律，是每个人不想面对却不得不面对的问题。而健康的生活方式，如健康饮食、经常锻炼、不吸烟，可以使我们健康地老去。具体包括以下内容：

1. 均衡营养、抗氧化　衰老与自由基有一定关系，人体内自由基过多易引起衰老，但抗氧化不等同于抗衰老。人体在时时刻刻产生着自由基，抗衰老首先要抗氧化，抗氧化其实是不断减少、清除体内自由基的过程，抗氧化的营养物质就是我们所说的各种维生素、矿物质，如维生素 A、维生素 C、B 族维生素、维生素 E，各种矿物质以及植物化学物等，这些抗氧化物质不光存在于我们日常所吃的各种食物中，还存在于号称可以抗衰老的美容产品中。

2. 培养健康的生活习惯　除了营养物质，睡眠与运动对皮肤也很重要，充足睡眠保持皮肤水分正常，避免内分泌失调等问题，适度运动可以促进新陈代谢、控制体重，给皮肤输送充足的养分，改善人的皮肤光泽度，使人显得更年轻、气色好。

戒烟限酒，保持良好心态也是保持年轻的重要因素。

三、吃出健康

合理膳食是美丽的基础。

（一）根据居民膳食指南，推荐以下几个饮食原则

（1）每天保证吃 500 克蔬菜、250 克水果，主食当中至少 1/3 是粗粮、豆类或薯类。此外，少吃油腻、辛辣、太咸和太甜的东西，也是防止皮肤老化的必需条件。

（2）每天保证半小时让身体发热的有氧运动。经常运动能改善血液循环，强化心肺机能，就等于给皮肤输送更多的养分和氧气，还能让肌肉紧实，内脏脂肪比例下降。一般推荐每天至少 30 分钟中等强度的有氧运动，如快走、游泳、跳舞等；每周 2～3 次的抗阻练习，如平板支撑、俯卧撑等；随时随地进行柔韧性练习，增加关节活动度，消除肌肉疲劳，这些运动还能避免面部过早下垂，预防双下巴。

（3）每天保证 23 点前入睡，至少睡够 7 小时。只要感觉身体疲劳，就要及时休息。如果某天不得不熬夜，此后三天必须提前休息，或通过午睡来及时弥补，避免皮肤衰老。

（4）保证体重稳定，如果经常节食减肥，即便暂时瘦下来了，之后又会反弹，这是伤害皮肤的。皮肤不是橡皮筋，这两个月鼓起来，过两个月又瘪下去，必定会导致皮肤衰老。

（5）每天 8 杯水。早上的一杯可以清洁肠道，补充夜间失去的水分；晚上的一杯则能保证一夜之间血液不至于因缺水而过于黏稠。血液黏稠会加快大脑的缺氧、色素的沉积，使衰老提前来临。

（6）多吃柑橘类水果。柑橘类富含维生素 C，可以抗氧化、美白，保持皮肤弹性，防止皱纹的产生。

（7）保证充足的优质蛋白摄入，富含优质蛋白的食物有肉、蛋、奶、豆制品、鱼、虾等。

（8）注意防晒，减少皮肤晒黑、晒伤的概率。

需要特别强调的是，女性体内一定的脂类储存是维持雌激素水平的重要条件，

所以女性不能一味地追求减肥瘦身，保持一定量的脂类摄入是"抗衰老"道路上的利器之一。正常成年人每日总脂肪的推荐供能比是 20% ~ 30%。

有效美容养颜从内调食补开始，下面就一起来看看具体的养颜药膳方吧。

（二）药膳方

药膳方一：红枣南瓜汤

食材：南瓜 300 克，红枣 50 克，红糖适量。

做法：先准备好食材，红枣、南瓜、红糖。将红枣清洗干净，在煮锅中加入清水，后再加清洗干净的红枣（红枣清洗干净，用清水浸泡一会，更容易煮软，煮出枣香味），用大火烧沸，小火焖煮十几分钟，煮出红枣香味。南瓜去皮去籽切成小块，待锅中煮出枣香味时，就放入切好的南瓜炖煮至绵软，最后根据自己口味加入红糖即可。

功效：补中益气，补血养血。

药膳方二：红枣桂圆当归煮蛋

食材：鸡蛋 2 个，当归 50 克，红枣，桂圆，红糖，水适量。

做法：首先将桂圆去壳；红枣、当归洗净。然后一起放入奶锅中，加水加盖，用小火焖 45 分钟。接着把鸡蛋煮熟，去壳也放入锅内，继续加盖焖 15 分钟，最后在出锅前放入适量红糖即可。

功效：补血养血，活血益气。

药膳方三：当归红枣煲乌鸡

食材：当归 10 克，乌鸡 200 克，大枣 10 个，白果 50 克，姜 1 克，盐适量。

做法：先把红枣、当归用水泡洗净，白果去壳、姜切片，把乌鸡切块。然后用开水焯两分钟左右，捞起。在煲里加水、乌鸡、白果、当归、姜片以及红枣，用大火烧开，后转小火煮 100 分钟左右。最后加盐再煮几分钟左右即可。

功效：调气补血，滋阴补肾。

药膳方四：黑木耳红枣汤

食材：黑木耳 150 克，红枣 60 克，清水 600 毫升。

做法：先将木耳提前两小时泡软、洗净。红枣浸在水中十几分钟（红枣不要泡太久，以免无味，建议每次使用不超过 10 颗），洗净。然后将木耳和红枣放入锅内，注入适量的清水，用大火煮开。后转小火炖至汤汁黏稠，大约 30 分钟左右即可。

功效：补中益气，养血止血，美肤益颜。

药膳方五：花生红枣粥

食材：红枣 10 枚，花生仁 50 克，大米 100 克，糖适量。

做法：把大米、红枣、花生仁都分别洗干净。在锅中加入适量的水，煮开后放入花生仁，继续用大火煮开转小火煮约 10 分钟左右。10 分钟后放入红枣，加盖大火煮开改小火煮 5 分钟。5 分钟后放入大米，加盖大火煮开改小火煮 20 分钟。20 分钟后放少许糖，拌匀出锅即可享用。

功效：补血益气，补脾养胃。

药膳方六：萝卜炖牛肉

食材：牛肉 200 克，萝卜 100 克，大料、盐、花椒、姜、葱适量。

做法：把牛肉洗干净后，放入锅中，加入香料、葱、姜。在锅里加入适量的清水，放入高压锅炖 30 分钟左右。等牛肉炖好后，加入萝卜。最后把萝卜炖熟后，加入适量的盐调味，即可享用。

功效：美容养颜，增强免疫，促进消化。

第三节　定制食谱减压除烦
——更年期人群怎么吃？

一、你见过吗?

"烦透了，真是烦透了，哪哪都难受！"这是张女士刚刚在朋友圈发的消息。

50 岁的张女士对"更年期"这个词并不陌生，身边的亲戚和同事已经有几个得了更年期综合征——时不时就突然出现潮热、出汗，晚上还失眠。张女士暗自祈盼更年期来得晚一些！

不承想，最近一段时间，她经常莫名地感到乏力、心慌气短、烦躁。例假也跟着添乱，时间不固定不说，有时量还特别大。随之而来的是失眠，一夜无梦的睡眠对她来说成了奢侈的事情，她经常辗转反侧，睁眼等天明。第二天难免感觉疲倦、焦躁，一件小事都能轻易激惹她，不是和孩子拌嘴，就是和爱人吵架。爱人说："你这就是自己想出来的病！"爱人的不理解让张女士总在生闷气，家庭关系也变得紧张起来。

更让她抓狂的是，她总感觉耳边有人在窃窃私语，上班时头一直昏昏沉沉的，做什么事扭头就忘，不管她怎么自我提醒，注意力就是集中不起来，好几次甚至还走错了办公室。

"朋友开玩笑说我是更年期了，到医院检查还真中招了。"张女士一边叹气一边说。

有人说，更年期熬一熬就过去了。但是有一定医学知识储备的张女士知道，身体异常不能拖，还是要及时寻求专业医生的帮助。

二、原来如此

从医学角度来说，更年期也叫围绝经期，指卵巢功能开始衰退直至绝经后一年的时期，也是机体功能走向老年的过渡时期。

目前我国女性平均绝经年龄为 49 岁，更年期一般发生于 40~60 岁。处于这个时期的女性，会出现一系列的生理和心理上的变化，如心烦气躁、夜间盗汗、失眠多梦、情绪焦虑、头晕耳鸣等，有的女性还会出现胸闷、心悸等类似于心脏病的症状，但没有明显的器质性心脏病改变。

更年期女性常被这一系列的不适症状所困扰，影响了身心健康。其中，最典型的表现有以下四点：

一是月经紊乱。这是更年期女性较普遍和突出的表现。月经经常延迟，甚至几个月才来潮一次，经量也逐渐减少。

二是阵热潮红。血管舒缩症状是更年期主要特征之一，主要表现为潮热、出汗，持续时间多为 15 分钟以内。

三是骨质疏松。更年期女性体内雌激素水平下降，钙难以在骨骼中沉淀，绝经后的女性骨质丢失严重，容易造成骨质疏松，表现为腰背、四肢疼痛，严重者可造成骨折。

四是肥胖。内分泌失调容易出现身材走形的情况，腹部、腰部、臀部会堆积大量的脂肪形成肥胖，这也是更年期重要表现之一。

要改善这些症状，合理膳食非常重要，能帮助女性顺利度过更年期。

根据《中国居民膳食指南（2022）》的指导意见，更年期女性饮食要注意控制总热量，每日主食只要能满足身体的需要量即可，不可暴饮暴食，保持适宜体重；保证蛋白质的供应，宜选择不同的动物性食物和植物性食物混合食用，以缓和卵巢功能退化，维持其功能；补充富含钙和维生素的食物，如乳类、蛋、肉、豆类等，养成每日饮用 1~2 杯奶的习惯，对防治更年期骨质疏松很有帮助。同时，维生素是维持人体生命活动所必需的一类有机物质，补充维生素摄入，能够帮助机体增强免疫力，减轻更年期症状，延缓衰老。

当然，每天的蔬菜水果也不能少，还要吃适量粗粮，保证膳食纤维和水的摄入。

蔬菜和水果是摄入多种维生素、矿物质及膳食纤维的重要来源，新鲜蔬果含有的维生素 C，能够有效遏止体内的自由基，果蔬中含有丰富的 β - 胡萝卜素等营养物质，都有助于人体提高免疫功能，保护女性身体，延迟更年期的到来。此外，果蔬中含有的很多植物化学物都具有抗氧化作用，对于提高身体抵抗力也有一定作用。

《中国居民膳食指南（2022）》指出：每日蔬菜不少于 300 克，水果不少于 300 克，果汁不能替代鲜果。

粗粮中含有的纤维素能促进肠蠕动，保持大便通畅；能延缓碳水化合物的吸收，有利于降低血糖；部分纤维素在胃中膨胀，让人产生饱腹感，从而减少了热量的摄入。

足量饮水益健康。每日最少饮水 1500~1700 毫升（7~8 杯水），不应在感到口渴时才饮水，应该有规律地主动饮水。

三、吃出健康

进入更年期，体内激素水平紊乱，会给身体带来一系列问题。那么更年期该怎么吃呢？更年期的管理应该是饮食、运动以及心理等方面的综合管理。

更年期是女性一生中既特殊又重要的一个时期，不管是将要步入更年期的女性，还是已经处在更年期的女性，都要讲究科学合理的膳食营养，通过饮食调养，减轻更年期的不适症状，延缓衰老。另外，更年期女性还应该从疏解生活压力、保持良好心态，加强自身修养，坚持适量运动等方面加以注意，顺利度过这一特殊时期。

第一，食物要品种多样，以谷类为主。各种食物所含的营养成分不完全相同，平衡膳食必须由多种食物组成，保证饮食的多样化，才能满足人体对各种营养素的需求，达到合理营养、促进健康的目的。

一味地进补并不会对身体有利，最重要的是营养均衡。更年期女性身体代谢率明显下降，血脂、血糖异常，肥胖致病的风险也明显增高，长期不合理的饮食也会增加更年期症状。根据调查显示，我国大部分人群谷类、豆类、奶类、鱼虾类及坚果类食物摄入不足，而禽畜肉类和油脂类食物摄入容易超标。所以作为更年期女性，如果想身体健康，首先要做到饮食均衡。《中国居民膳食指南（2022）》中指出：每天摄入的谷类食物200～300克，其中全谷类和杂豆类50～150克；薯类50～100克。

第二，要粗细搭配，多吃蔬果、薯类和豆制品。食物过于精细是现代人的饮食通病，对于更年期的女性来说，饮食上更适宜粗细搭配，平时多吃蔬菜和水果，因为粗加工后的粮谷和豆类中含有丰富的B族维生素、植物蛋白和纤维素，而蔬菜和水果中又含有丰富的维生素、无机盐和多种生物活性物质，能够补充更年期妇女的各种营养需求，减轻更年期的临床症状。薯类含有丰富的淀粉、膳食纤维以及多种维生素和矿物质。含丰富蔬菜、水果和薯类的膳食在保持心血管健康、增强抗病能力及预防某些癌症等方面起着十分重要的作用。

各类豆制品都含有丰富的植物蛋白质、钙锌等矿物质、B族维生素、膳食纤维等，符合更年期女性朋友的营养需求。大豆（黄豆）还含有一种植物雌激素大豆异黄酮，具有类似人体雌激素的作用。研究表明，大豆异黄酮对缓解更年期症状、延缓女性衰老和预防绝经后骨质疏松都有一定作用。更年期女性每日可食用100克豆腐或300～400毫升豆浆。

第三，要增加蛋白质的摄入，少食油腻食品。蛋白质是人体生命活动的基础，更年期妇女每日蛋白质的摄入不仅要在数量上有讲究，更要注重摄入优质蛋白质，如此方能有效调整内分泌，减轻更年期障碍。平时要多吃一些富含优质蛋白质的食物，如肝脏、鸡蛋、牛奶、鱼肉等，以改善更年期妇女由于月经紊乱造成失血过多所致的不良症状。更年期妇女由于内分泌调解功能减退，可能出现暂时性胃肠功能紊乱，如消化不良，故更年期女性应禁食或少食油腻食品，特别是油炸类食品，以免加重胃肠负担。《中国居民膳食指南（2022）》中指出：每周最好吃鱼2次或者300～500克，蛋类300～500克，畜禽肉300～500克。

第四，要适当补充钙铁，减少食盐的摄入量。更年期女性由于雌激素水平下降和骨组织合成代谢的下降，容易引起钙质流失，发生骨质疏松症，所以绝经后的女性发生骨质疏松的比例明显升高。同时这一时期的女性受体内激素的影响，情绪不稳定，若体内钙含量不足，会引起情绪上的波动，增加精神及生理上的痛苦。

因此，补钙对更年期的妇女来说尤其重要。绝经前的妇女每天需补钙 1000 毫克，绝经后每天需补充钙 1500 毫克，才能满足身体对钙的需求量。平时可多吃一些含钙高的食物，可以通过多食用奶制品、豆制品和海藻类等，经常晒太阳，补充钙质以及维生素 D 等方式改善，增强钙的吸收。少食用草酸含量高的蔬菜，如菠菜，以免影响钙质的吸收。以上方法对预防更年期后的骨质疏松症很有好处。但同时需要注意，减少咖啡、浓茶以及酒精的摄入，因为这些食物有可能增加骨矿物质的丢失，加重骨质疏松。

第五，拒绝刺激，饮食清淡。由于更年期的特殊生理反应，吃过多的刺激性食物会加重其症状，所以更年期女性饮食要清淡，减少摄取高脂肪食物和糖类，少吃肥肉等富含饱和脂肪酸和胆固醇的食物，应该多食用各种鱼类等优质蛋白以及高纤维素食物。优质蛋白有利于补充体力，瘦肉、猪血等富含铁的食物有利于缓解由于月经紊乱造成的贫血。而高纤维食物富含多种维生素，如富含 B 族维生素的玉米、小米、燕麦等，有利于稳定神经细胞，对缓解更年期焦虑、失眠等神经症状有效。

第六，低脂、低糖饮食。更年期妇女雌激素水平下降，对血脂的调节作用减弱，往往会出现高血脂。高脂肪膳食可升高血脂，不同脂肪酸对血脂的影响也不同。更年期女性平时宜摄入适量的多不饱和脂肪酸，可使血浆中胆固醇和低密度脂蛋白胆固醇水平显著降低。在平常的饮食中宜多选择植物油，如菜籽油、葵花籽油和橄榄油等富含不饱和脂肪酸的食用油。由于这一时期的妇女活动量减少，热能消耗降低，食糖过多会增加胰岛负担，易发生糖代谢紊乱，增加患糖尿病的概率；糖类进食过多，能促进肝脏合成脂类，使血脂升高，增加发生动脉粥样硬化的机会，还可能引起脂肪肝和肥胖，增加心脏的负担。

第七，一定要适当进行锻炼。确保吃动平衡，更年期女性每周至少要保证 5 天中等强度的运动，适当地进行有氧运动，有氧运动不但可以帮助更年期女性改善情绪，还可以控制体重。

第四节　素食切忌食谱过偏
——素食人群怎么吃？

一、你见过吗？

63 岁的黄阿姨在一次体检中发现血脂偏高，医生告知饮食宜忌时，她听医生说了一句"平时多吃点素的"，回家后就坚决执行医嘱。从早上一碗八宝粥开始，到晚上的红薯、玉米等杂粮，黄阿姨对素食颇有研究，一点荤腥都不沾。

然而，三个月后复查的时候却发现，血脂不但没有下降，反而更高了。黄阿姨非常纳闷："医生建议我多吃素的，莫非吃素还吃错了？"

在医院，黄阿姨结识了 79 岁的何阿姨。何阿姨说："我在家突然感觉胸闷，透不过气，全身使不上劲儿，双腿还打软。"症状久久不能缓解的她，就近到医院挂了急诊。医生接诊后发现何阿姨面无血色，指尖、口唇发白，伴有明显的气急胸闷，自诉全身乏力。

医生立马对其进行详细询问和相关检查，血常规显示血红蛋白只有 53 克 / 升，提示严重贫血。结合何阿姨的一系列检查结果及查体情况，医生诊断其为巨幼细胞贫血，并伴营养不良。据了解，何阿姨的经济条件并不差，为何还会得这么严重的营养不良和贫血呢？

医生通过询问病史得知，何阿姨在两年前偶然听说，不吃肉类和蛋类可以延缓血管老化，延年益寿。从那时候起，她就没有吃过一点肉，鸡蛋也很少吃。再加上何阿姨长期一人独居，平时生活节俭习惯了，在饮食上尤其"抠门"：饮食结构单一，三餐也不规律，儿孙们买的营养品也不舍得吃。所以才患上了营养不良和贫血。

最终两位"难姐难妹"在医生的指导下，均衡饮食结构，补充维生素，不适症状也逐渐好转了。

二、原来如此

素食人群是指以不食禽肉、海鲜、蛋、奶等动物性食品为饮食方式的人群，完全戒食动物性食物及其产品的为全素人群；不戒食蛋奶类及其相关产品的为蛋奶素人群。按照所戒食物种类不同，素食人群可分为全素、蛋素、奶素、蛋奶素等。

素食人群中有不少是老年慢性病患者，他们在发现血脂、血压、血糖、尿酸等指标高后，就开始自行吃"全素"，在肥胖、高血脂、糖尿病等慢性病高发的当下，推崇"素食"的人群越来越多，"素食餐厅"也屡屡被推上餐饮排行榜，甚至认为素食是一种健康的饮食方式。

然而素食真的健康吗？长期吃素是否会对身体产生影响？

很多人认为的"素食"实际上是以大量粮食为主，膳食结构并不合理，要知道吃素也是有学问的。素食种类包括蔬菜、水果、五谷、豆类、菌类、坚果等。吃素不能只偏某一类食物，上面提到的黄阿姨和很多素食人群一样钟爱"五谷杂粮"，这些主食以提供碳水化合物为主，而大量的碳水化合物会在体内转化成脂肪，从而合成更多的甘油三酯，这就是为什么黄阿姨长期单一吃素后血脂不降反升的原因。所谓矫枉过正，大量地只吃某一类素食，吃多了吃偏了，问题自然就来了。

很多人以为吃素是健康的，其实越是上了年纪，越要注重营养均衡。由于素食人群的膳食组成中缺乏动物性食物，如果膳食安排不合理，很容易引起维生素 B_{12}、$\omega-3$ 多不饱和脂肪酸、铁、锌、蛋白质等营养素摄入不足。

长期吃素为什么会出现维生素 B_{12} 缺乏呢？因为维生素 B_{12} 主要存在于动物性食物中，如动物肝脏、瘦肉、鸡蛋、牛奶等，何阿姨出现的贫血就是由于长期吃素导致的维生素 B_{12} 缺乏，发生了巨幼细胞贫血，对脑和神经系统影响较大。常见的症状有：记忆力减退、抑郁、易怒（躁狂）和精神病，疲劳、感觉异常、反射改变、肌肉功能差、心功能降低和生育能力下降。还容易发生高同型半胱氨酸血症（心血管系统疾病的一个独立风险因子）。

素食是一种生活方式，而不适合作为一种养生方式。基于信仰等因素已经选择素食者应给予尊重，对于自由选择者，建议选择蛋奶素，不主张婴幼儿、儿童、孕妇、体质虚弱者和老年人选择全素膳食。对于大多数人而言，不管是否崇尚"素食主义"，最重要的仍然是日常饮食均衡。对于已选择了素食的人群，应更加注意饮食安排，合理搭配食物，确保满足营养需要和促进健康，并定期进行营养状况检测，以便尽早发现潜在的营养问题，及时进行饮食结构的调整与必要的营养素补充。

三、吃出健康

素食者的饮食要遵循以下几个原则。

1. 食物多样，谷类为主，适量增加全谷物　所有素食者应做到食物多样化，每天选用粮谷类、大豆及其制品、蔬菜水果类和坚果，搭配恰当，使各类食物营养互补，每天摄入的食物种类至少为 12 种，每周 25 种以上。

蛋类和奶类富含优质蛋白质，营养素密度高，建议素食者尽量选用，使食物更多样。谷类是素食者膳食能量主要来源，全谷物、薯类和杂豆可提供更多的蛋白质、维生素、矿物质、膳食纤维和其他膳食成分，应每天食用。餐餐有谷物，主食中一半应该为全谷物、杂豆类，减少精制米面比例。全谷类食物可以更好地提供维生素 B_1 和膳食纤维。谷类蛋白质中赖氨酸含量较低，而大豆蛋白质含有较多的赖氨酸，谷类与豆类食物搭配食用，可以发挥蛋白质互补作用，显著提高蛋白质的营养价值。土豆、红薯、山药等薯类食物，可以当作主食调换食用，增加膳食纤维、钾等的摄入量。

2. 增加大豆及其制品的摄入，选用发酵豆制品　大豆含有丰富的蛋白质、不饱和脂肪酸、钙及 B 族维生素，其中蛋白质含量尤为丰富，在大豆中多达 35% 左右，大豆还含有多种有益健康的物质，如大豆异黄酮、大豆甾醇以及大豆卵磷脂等。

因此，大豆及其制品是素食者的重要食物，要安排在一日三餐当中。以普通青年女性为例，每天约需 40 克大豆及其相当量的大豆制品。

发酵豆制品在制作过程中，由于微生物的生长繁殖，可合成少量的维生素 B_{12}，素食人群要特别注意选用发酵豆制品，如酱油、腐乳、豆豉、酸豆浆、臭豆腐、豆瓣酱等的食用，每日 5 ~ 10 克为宜。

3. 蔬菜水果应充足，常吃海藻和菌菇，适量吃坚果　蔬菜水果含有丰富的维生素 C、β - 胡萝卜素、膳食纤维、矿物质及植物化学物，应足量摄入。对于素食者来讲，要换着花样多吃水果蔬菜，特别是菌菇和藻类。

菌菇，如香菇、平菇、木耳等，有丰富的维生素与矿物质，可作为维生素（尤其是维生素 B_{12}）和矿物质（铁、锌）的重要来源。藻类，如海带、紫菜、鹿角菜、裙带菜等，富集微量元素的能力极强，也含有十分丰富的矿物质和微量元素。藻类富含长链 ω-3 多不饱和脂肪酸（DHA、EPA、DPA），可作为素食人群 ω-3 多不饱来源之一。坚果中富含蛋白质、不饱和脂肪酸、维生素 E，适量食用坚果有助于降低血脂水平和全因死亡的发生风险。

4. 合理选用烹调油 素食人群易缺乏 ω-3 多不饱和脂肪酸，因此应注意选择富含 ω-3 多不饱和脂肪酸的食用油，如亚麻籽油、紫苏油、核桃油、菜籽油和豆油等。建议素食人群用菜籽油或大豆油烹炒食物，用亚麻籽油、紫苏油和核桃油作为凉拌用油。

5. 正确选择营养素补充剂 通过合理搭配食物可以满足机体对营养素的需要，应优先选择从膳食中获得充足的营养素。素食人群是否需要补充营养素补充剂，可咨询注册营养师或医师。正确选择营养素补充剂的一般原则为：

（1）选择的种类要有针对性，根据可能缺少的营养素种类进行补充。

（2）补充的剂量要适宜，营养素的补充量并非多多益善，避免盲目补充。

（3）阅读标签，根据补充剂中的营养素含量和适宜人群进行选择。

素食人群一日食谱举例

食谱一

早餐：大米燕麦粥 1 碗（大米 15 克，燕麦 10 克），蒸红薯 90 克，白煮蛋（鸡蛋 40 克），牛奶 250 克，凉拌黄瓜黑木耳（黄瓜 100 克，木耳 30 克），葡萄 100 克，核桃 20 克。

午餐：杂粮米饭（大米 50 克，小米 30 克，红豆 20 克），豆腐乳炖冬瓜（豆腐乳 5 克，冬瓜 100 克），芹菜香干（芹菜 100 克，豆腐干 50 克），番茄紫菜蛋花汤（番茄 75 克，紫菜 15 克，鸡蛋 10 克）。

晚餐：红豆大米粥（大米 10 克，红豆 15 克），烙饼 75 克（面粉 50 克），家常豆腐（北豆腐 100 克），香菇青菜（香菇 50 克，青菜 100 克），酸奶 100 克。

食谱二

早餐：花卷（面粉 75 克），蒸山药 100 克，豆浆（黄豆 25 克），香菜拌木耳（香菜 50 克，木耳 30 克），炒黄豆芽（黄豆芽 50 克），香蕉（150 克）。

午餐：杂粮米饭（大米 50 克，小米 30 克，红豆 20 克），香菇菜心（香菇 50 克，菜心 100 克），白菜炖豆腐（白菜 50 克，豆腐 100 克），西红柿海带汤（西红柿 75 克，海带 15 克）。

晚餐：红豆大米粥（大米 10 克，红豆 15 克），烙饼 75 克（面粉 50 克），芹菜香干（芹菜 100 克，豆腐干 50 克），豆腐乳炖冬瓜（豆腐乳 10 克，冬瓜 100 克），腰果 10 克，葡萄 100 克。